国家卫生和计划生育委员会"十二五"规划教材配套教材

全国中医药高职高专院校教材配套教材

全国高等医药教材建设研究会规划教材配套教材

供针灸推拿专业用

经络与腧穴实训指导

—— 第 2 版 ——

U0322570

主　编　王德敬

副主编　(以姓氏笔画为序)

　　　　王志磊　方　伟　耿　樱　郭晓艳

编　委　(以姓氏笔画为序)

　　　　王　伦 (南阳医学高等专科学校)

　　　　王　莉 (四川中医药高等专科学校)

　　　　王志磊 (山东中医药高等专科学校)

　　　　王德敬 (山东中医药高等专科学校)

　　　　方　伟 (天津医学高等专科学校)

　　　　占国荣 (江西中医药高等专科学校)

　　　　刘　洋 (重庆三峡医药高等专科学校)

　　　　刘海洲 (黑龙江中医药大学佳木斯学院)

　　　　何　征 (北京卫生职业学院)

　　　　旷秋和 (湖南中医药高等专科学校)

　　　　郑　勇 (安徽中医药高等专科学校)

　　　　耿　樱 (保山中医药高等专科学校)

　　　　郭晓艳 (天津中医药大学)

人民卫生出版社

图书在版编目（CIP）数据

经络与腧穴实训指导 / 王德敬主编 . — 2 版 . —北京：
人民卫生出版社，2015
ISBN 978-7-117-19786-1

Ⅰ. ①经… Ⅱ. ①王… Ⅲ. ①经络 – 高等职业教育 –
教学参考资料②俞穴（五腧）– 高等职业教育 – 教学参考
资料 Ⅳ. ①R224

中国版本图书馆 CIP 数据核字（2015）第 040793 号

人卫社官网	www.pmph.com	出版物查询，在线购书
人卫医学网	www.ipmph.com	医学考试辅导，医学数据库服务，医学教育资源，大众健康资讯

经络与腧穴实训指导
第 2 版

主　　编：王德敬
出版发行：人民卫生出版社（中继线 010-59780011）
地　　址：北京市朝阳区潘家园南里 19 号
邮　　编：100021
E - mail：pmph @ pmph.com
购书热线：010-59787592　010-59787584　010-65264830
印　　刷：三河市潮河印业有限公司
经　　销：新华书店
开　　本：787 × 1092　1/16　印张：9　插页：8
字　　数：225 千字
版　　次：2010 年 10 月第 1 版　2015 年 5 月第 2 版
　　　　　2015 年 5 月第 2 版第 1 次印刷（总第 2 次印刷）
标准书号：ISBN 978-7-117-19786-1/R · 19787
定　　价：28.00 元

打击盗版举报电话：010-59787491　E-mail：WQ @ pmph.com
（凡属印装质量问题请与本社市场营销中心联系退换）

前　言

　　本教材系全国中医药高职高专院校教材《经络与腧穴》的配套用书。本实训指导汲取了一版《经络与腧穴实训指导》以及以往针灸类实训指导的编写经验，在本次编写过程中，继续遵循工学结合的编写原则。经络与腧穴技能，不仅是学习后续课程刺法灸法技术、针灸治疗的重要技能，而且更直接关系到学生职业能力的培养。因此，经络与腧穴的理论实践一体化教学显得非常重要。

　　本实训内容包括经络、腧穴两大部分。其总任务是使学生掌握经络、腧穴等有关的基本技能，结合经络腧穴表面解剖与应用解剖，具有在人体上划经取穴的能力，用以指导辨证施治，培养岗位职业能力。

　　本实训教材的特点是：①运用经络与腧穴项目课程教学法，先实训毫针刺法、推拿手法，使同学了解针灸，并且在人体上针灸，以体会每一个穴位的针刺操作，实行针灸推拿专业技能全程一体化教学，为以后学习刺法灸法技能、针灸治疗、推拿治疗打下坚实的基础。②结合表面解剖、应用解剖与功能解剖，便于学生划经与点穴。③载录腧穴歌诀，便于学生更好地记忆腧穴定位。④书末附人体十四经穴彩图，以及重点腧穴的表面解剖与应用解剖彩图，以便学生形象直观地学习。⑤全程实训教学内容按照由简单到复杂，由小型到大型，由基本到综合的原则设计，不同阶段有相应的实训要求。⑥突出专科教材特点，理实一体化，有配套的网络增值服务，便于学生自主学习。

　　本教材的编写工作得到石学敏院士、沈雪勇教授、黄龙祥教授、郭长青教授、汪华侨教授以及王舒教授的支持，在此一并致谢！由于作者水平有限，本书恐有不当之处，敬请广大读者提出宝贵意见，以利修订提高。

《经络与腧穴实训指导》编委会
2015 年 3 月

目　录

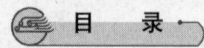

第一章 解　剖

经络腧穴划经点穴涉及运动系统内容,分为人体体表标志(经络腧穴的表面解剖)、肌肉结构知识、骨结构知识、关节结构知识、神经系统知识、血管结构知识六节内容,学习过程中,要以经络腧穴的表面解剖为线索,重点掌握肌肉结构知识,以此为基础理解和掌握关节结构知识、骨结构知识。

结合与经络腧穴有关的解剖,表面解剖、应用解剖与功能解剖,有助于学会划经点穴技能,为针灸师、推拿师、保健师、美容师等岗位群的经络与腧穴技能奠定坚实的基础。

第一节　人体体表标志(经络腧穴的表面解剖)

一、人体常用方位术语

以身体直立、两眼向正前方平视,两脚跟靠拢,足尖向前,上肢自然下垂于躯干两侧,手掌向前为人体标准解剖姿势,并以上述姿势为依据,定出一些常用人体方位的术语。

1. 上和下　近头的为上或颅侧,近足的为下或尾侧。
2. 前和后　近腹侧的称为前或腹侧,近背侧的为后或者背侧。
3. 内和外　靠近正中矢状面的为内侧,反之为外侧。
4. 浅和深　接近身体表面或器官表面者为浅,远离者为深。

二、描述四肢方位的常用术语

1. 近侧和远侧　接近躯干的为近侧,远离的远侧。
2. 尺侧和桡侧　前臂的内侧和外侧。
3. 胫侧和腓侧　小腿的内侧和外侧。
4. 掌侧、足底侧和背侧　掌侧为手的前面,足底侧为足的下面,两者的反面为背侧。

三、人体的切面

1. 矢状面　按前后方向将人体分为左、右两部的纵切面。当矢状面位于正中而将人体分为左右两半,该切面称为正中矢状面。
2. 水平面(横断面)　与地面平行,将人体分为上、下两部所作的切面叫水平面。
3. 冠状面(额状面)　按左右方向将人体纵切为前、后两部。

四、体表标志

1. 躯干部的体表标志　胸骨:胸骨柄、胸骨体、剑突。肋骨:第一到第十肋软骨、第二到

1

第十二肋骨。椎骨:颈椎、胸椎、腰椎、骶骨、尾骨。

2. 上肢部的体表标志　肩胛骨:肩峰、关节盂、上角、下角、冈上窝、冈下窝、内侧缘、外侧缘、喙突。锁骨:胸骨端、肩峰端、全长。肱骨:肱骨头、大结节、小结节、结节间沟、三角肌粗隆、桡神经沟、鹰嘴窝、内上髁、外上髁、尺神经沟。肩胛骨、锁骨和肱骨构成肩关节。尺骨:鹰嘴、尺骨头、茎突。桡骨:桡骨头、茎突。手骨:腕骨、掌骨和指骨。

3. 下肢部的体表标志　髋骨:髂嵴、髂前上棘、髂后上棘、耻骨联合、坐骨结节。股骨:大转子。髌骨:前面。胫骨:胫骨前缘。腓骨:腓骨小头和外踝。足骨:跗骨、跖骨、趾骨。

第二节　骨结构知识

一、骨的结构与功能

(一) 骨的结构

成人的骨共有206块,组成人体的支架。可分为中轴骨和四肢骨。根据骨的形态,可分为长骨、短骨、扁骨和不规则骨。骨主要由骨质构成,外面包着骨膜,内部藏着骨髓。

1. 骨质　骨质是骨的主要部分,分为密质和松质。骨密质坚硬、致密、耐压性强,位于骨的表面;骨松质位于骨的深部,弹性较大。

2. 骨膜　骨膜位于骨表面(关节面除外)紧贴骨密质的薄层结缔组织膜,它富有血管、神经、淋巴管和成骨细胞等。骨膜对骨质的营养和骨折的修复起着重要作用。

3. 骨髓　骨髓充满在骨松质的网眼中和骨髓腔内。可分为红骨髓、黄骨髓两种。胎儿、新生儿骨髓全是红骨髓,具有造血功能。随着年龄的增长,骨髓腔内的红骨髓逐渐被脂肪组织代替,变成黄骨髓,失去造血功能。长骨的骨松质内或扁骨的骨髓一直是红骨髓,始终保持着造血功能。

(二) 骨的功能

1. 支持功能　骨与骨相连结构成人体的支架,支持人体的重量。

2. 保护功能　骨形成体腔的框架容纳和保护重要器官,如颅腔、胸腔和盆腔等。

3. 杠杆功能　骨的外面都有肌肉附着成为人体各种机械运动的杠杆。

4. 造血功能　骨松质和骨髓腔中的红骨髓有造血功能。

5. 钙磷仓库　骨还是钙和磷的储备仓库,钙离子与肌肉的收缩有关,在血液中要保持一定的浓度,血液中钙与骨中钙不断地进行交换,磷是神经组织的重要成分,同时与ATP的形成有关。

6. 感觉功能　骨的骨膜内有丰富的神经,有重要的感觉作用。

二、颅骨、躯干骨、四肢骨

(一) 颅骨

颅骨由23块骨围成(3对听小骨除外)。颅以眶上缘和外耳门上缘的连线为界,分成上下两部分,上部为脑颅,下部为面颅。

1. 脑颅骨　脑颅骨共有8块,有成对的和不成对之分。其中不成对的从前向后有额骨、筛骨、蝶骨和枕骨4块,均位于颅的中间部;成对的位于两侧,有颞骨和顶骨4块。围成的腔叫颅腔,脑位于腔中。颅的顶部是穹窿形的颅盖,由额、顶、枕骨构成。颅的底部由中部的蝶

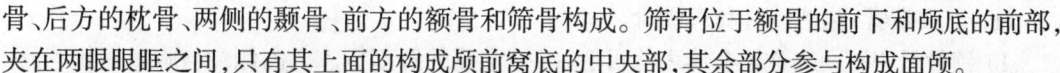

骨、后方的枕骨、两侧的颞骨、前方的额骨和筛骨构成。筛骨位于额骨的前下和颅底的前部，夹在两眼眼眶之间，只有其上面的构成颅前窝底的中央部，其余部分参与构成面颅。

2. 面颅骨 面颅骨共有15块骨，形成了眶腔、鼻腔、口腔等面部轮廓。

不成对的有犁骨、下颌骨、舌骨。犁骨1块，位于两鼻腔之间，为构成鼻中隔下部、后部的扁平薄骨板；下颌骨1块，其关节与脑颅的颞骨相连，它是颅骨中除舌骨以外唯一能够活动的骨，是面颅中最大的骨；舌骨1块，位于颈前，在下颌骨和甲状软骨之间，通过韧带和颞骨茎突相连，分为舌骨体、大角、小角。

成对的有颧骨、鼻骨、泪骨、上颌骨、腭骨。上颌骨分为上颌体、额突、颧突、腭突、牙槽突，构成了口腔上壁、眶下壁、鼻腔的外侧壁；鼻骨位于左右上颌骨、额突之间，为鼻腔上壁的一部分；泪骨薄而脆，似指甲大小，前接上颌骨额突，后连筛骨迷路的眶面，位于两眶内侧壁的前部；颧骨在额骨与上颌骨之间，位于眶的外下方，颞突与颞骨颧突连结而成颧弓，是面颊的骨性突起；下鼻甲一对，附在上颌体的鼻面，为卷曲的薄骨板；腭骨位于上颌骨腭突的蝶骨翼突之间，构成鼻腔的外侧壁的一部分和硬腭的后部。

（二）躯干骨

包括椎骨、胸骨和肋骨，共51块。它们分别参与脊柱、骨性胸廓和骨盆的构成。

成年人躯干骨包括24块椎骨、1块骶骨（由5块骶椎融合而成）、1块尾骨（由4块尾椎融合而成）。

1. 椎骨 根据位置不同分为颈椎、胸椎、腰椎、骶椎（骶骨）和尾椎（尾骨）。

（1）椎骨的一般结构：椎骨分椎体和椎弓两部分。椎体在前，椎弓在后，二者围成椎孔。各椎孔相连成的管腔叫椎管，容纳脊髓。椎弓有7个突起：伸向后方的一个叫棘突，伸向两侧的一对突起叫横突，向上和向下的两对突起分别叫上关节突和下关节突。

（2）椎骨的特征

1）颈椎的横突上有孔，称横突孔，有椎动脉和椎静脉通过。第三至第六颈椎的棘突较短，末端有分叉。

第一颈椎又称寰椎。无椎体、棘突和关节突，呈环状。

第二颈椎又称枢椎，椎体向上有一个齿突。

第七颈椎又称隆椎，棘突较长，当头前屈时特别隆出（注意不是最高的一定是第七颈椎，当头转动时，第六、七颈椎是动的，第一胸椎是不动的，两肩峰的连线过脊柱的是大椎）。

2）胸椎棘突细长，朝向后下，成叠瓦状排列，椎体两侧和横突有关节面，称肋凹。

3）腰椎椎体最大，棘突呈板状，直伸向后。

4）骶椎（骶骨）：成年人骶椎愈合为一块骶骨，似三角形。前面光滑而凹陷，后面粗糙隆凸，骶骨外侧缘上面有形似耳朵的耳状面。

5）尾椎（尾骨）：成年人尾椎愈合为一块三角形的实性尾骨。

2. 胸骨 由胸骨柄、胸骨体、剑突三部分组成。胸骨柄上缘有一浅而宽的颈静脉切迹，两侧有锁骨切迹（锁切迹），胸骨和胸骨体两侧各有7个切迹。

3. 肋骨 共有12对。肋分前、后端和体三部分。后端包括肋头、肋颈和肋结节等。肋的前端借助软骨和胸骨相连，后端与相应的胸椎构成关节。

（三）四肢骨

四肢骨由上肢骨和下肢骨构成。

1. 上肢骨 由肩带骨和游离上肢骨组成。

(1) 上肢带骨:包括锁骨和肩胛骨。

1) 锁骨呈"〰"形,全长在体表均可触及,是重要的解剖标志。内侧端与胸骨柄相连,称胸骨端,外侧端与肩胛骨的肩峰相关节,称肩峰端(锁骨肩峰端)。是肩部的最高点。

2) 肩胛骨介于第2~7肋骨之间的三角形扁骨,有2面、3缘和3角。

2面前面凹陷,叫肩胛下窝,后面的隆起,叫肩胛冈,以肩胛冈为界分成冈上窝与冈下窝。

3缘即内侧缘、外侧缘和上缘。肩胛冈外侧缘的增高与膨大部分叫肩峰(肩胛骨肩峰),锁骨与其相连。有一浅凹叫关节盂,与肱骨头构成关节。关节盂的内侧上有一弯曲的指状突起叫喙突。内侧缘较薄,靠近脊柱,又称脊柱缘;外侧缘肥厚邻近腋窝,又称腋缘。

3角即上角、下角、外侧角。上角在内上方,平对第2肋。下角平第7肋或第7肋间隙,体表易于摸到,为计数肋的标志。外侧角膨大,有朝向外面的关节面,称关节盂,与肱骨头相关节。

(2) 游离上肢骨

1) 肱骨是典型的长骨。肱骨上端的膨大叫肱骨头。肱骨头前方粗糙的突起叫小结节;外侧的突起叫大结节。肱骨体外侧粗糙的隆起叫三角肌粗隆。肱骨体的后面中部有一从内上向外下斜行的浅沟,称桡神经沟,因而肱骨中段骨折易伤及桡神经。肱骨下端后面的窝叫鹰嘴窝;前面内侧的窝叫冠突窝,外侧的窝叫桡窝。冠突窝下方的突起叫肱骨滑车,桡窝下方圆形的突起叫肱骨小头,两者均有关节面。在肱骨下端内侧的突起叫内上髁;外侧的突起叫外上髁。

2) 尺骨位于前臂内侧。上端前有冠突,后有鹰嘴。两者之间的深凹叫滑车切迹(或叫半月切迹)。冠突的外侧,有一凹陷的关节面,叫桡切迹。冠突的下方有一粗糙面,叫尺骨粗隆。尺骨干上有一个锐利的外侧缘叫骨间缘。尺骨下端呈圆盘状,叫尺骨头。内侧小突起叫尺骨茎突。

3) 桡骨位于前臂的外侧,上端呈圆盘状,叫桡骨头。头的周围有环状关节面,头的上面有凹陷关节面,叫桡骨头关节凹。头的内侧下方有桡骨粗隆。桡骨体有一个锐利缘叫骨间缘。下端肥大,外侧有一向下的突起叫桡骨茎突;内侧有尺切迹,与尺骨头相关节。

4) 手骨由8块腕骨、5块掌骨、14块指骨组成,还有数量不定的籽骨。

腕骨为小而不规则的短骨。其名称多标志各自的形状。分远、近两列。近侧列从桡侧向尺侧为手舟骨、月骨、三角骨和豌豆骨;远侧从桡侧侧向尺侧有大多角骨、小多角骨、头状骨和钩骨。

掌骨每一块掌骨没有特殊的名称,由拇指向小指方向分别冠以第一、二、三、四、五掌骨。掌骨近侧为底,中间为体,远侧为头。第一掌骨底呈鞍形为鞍状关节面;其余的是平面关节面。

2. 下肢骨 由下肢带骨和自由下肢骨组成。

(1) 下肢带骨由髋骨组成 每侧髋骨均由位于上方的髂骨,后下方的坐骨,前下方的耻骨融合而成。

1) 髂骨是髋骨外上部分。骨的上部宽而扁薄,叫髂骨翼。翼上缘变厚,叫髂嵴。髂嵴的前、中1/3交界处向外侧的突出称髂结节,是髂嵴最高点,两侧髂结节的连线约平第四腰椎棘突。髂嵴的前、后各有一突起,分别称髂前、后上棘。它们下方各有一突起,分别为髂前、后下棘。髂骨翼内面有浅窝叫髂窝,髂窝后部的两个粗糙面分别称耳状面和髂粗隆。髂骨内面稍显弯曲的部分叫弓状线。髂骨翼外面称臀面。

2) 耻骨是髋骨的前下部分。有上支、下支和体三部分。上支接近弯曲处上缘的突起部分叫耻骨结节。上下支弯曲处内面较粗糙部分为耻骨联合面。它与对侧的耻骨联合面连接起来,构成耻骨联合。

3) 坐骨是髋骨的后下部分。分体、支两部分。其相接的外面,有一粗糙结节叫坐骨结节。

4) 髋臼是由髂、耻、坐三骨的骨体构成,深陷呈环状的窝。

5) 闭孔是由坐骨与耻骨围成的卵圆形大孔。

6) 骨盆由前外侧的两块髋骨和后方的骶骨尾骨构成。

(2) 自由下肢骨

1) 股骨是人体最粗大的长骨,约占身长的 1/4,分 1 体 2 端。分为中间的骨体和上下端。上端似球形叫股骨头,头下方较细的部分叫股骨颈。骨体上方较大隆起叫大转子,在大转子后下方的小突起叫小转子。股骨后面在骨的长轴上有一条股骨粗线。股骨下端膨大,其后面的两个隆起,分别叫内、外侧髁。髁间的凹陷叫髁间窝。两髁上各有一隆起,分别叫内、外上髁。

2) 髌骨是人体内最大的籽骨。位于膝关节前面、股四头肌腱内,为三角形的扁骨。在皮下可以触及。

3) 胫骨是小腿内侧的三棱柱状粗大的长骨,分 1 体 2 端。其上端膨大,由内、外侧髁组成。两髁的上面是光滑、稍凹的关节面,两关节面之间有一小突起叫髁间隆起。胫骨上端前面有一“V”形隆起称胫骨粗隆。胫骨下端的下面有一胫骨下关节面,其外侧有一三角形凹陷面叫腓切迹。胫骨下端内侧有一突起称内踝。

4) 腓骨位于胫骨的外侧,细长,分 1 体 2 端。上端膨大称腓骨头。下端较长,超过胫骨部分叫外踝。

5) 足骨分跗骨、跖骨和趾骨三部分。

跗骨共 7 块。分别是距骨、跟骨、足舟骨、骰骨和三块楔骨。跗骨位于足的后半部。

跖骨共 5 块,近端与跗骨相关节,远端与趾骨相关节。

趾骨共 14 块,除踇趾有两节趾骨,其他 4 趾均有 3 节趾骨。

第三节　关节结构知识

一、关节结构

关节结构包括基本结构和辅助结构两部分。

（一）关节的基本结构

包括关节面、关节囊和关节腔。

1. 关节面　多有一凸一凹两个关节面,表面由光滑的关节软骨构成。

2. 关节囊　附着于关节面周缘及附近骨上,密封关节腔。分为两层,外层为纤维膜,厚而坚韧,由致密的纤维结缔组织构成。有丰富的血管和神经。内层为滑膜层,薄而柔润,由疏松结缔组织构成。有的滑膜层形成滑膜皱襞,起到补充关节空隙和分泌润滑液的作用;有的向外膨出成为滑膜囊。

3. 关节腔　由关节囊和关节面所围成的腔隙叫关节腔。腔内有滑液。腔内压力为负压,有利于维持关节的稳固性。

(二) 关节的辅助结构

有关节内软骨、关节唇、滑膜襞、滑液囊和关节韧带等。

1. 关节内软骨　由纤维软骨构成,主要形式有两种:一种为圆盘形称关节盘,另一种为月牙形称半月板。位于两关节之间,周缘与关节囊愈合,具有减轻冲撞和震动的作用,并可进一步增加关节运动的形式和范围。

2. 关节唇　是附着在关节窝周围的纤维软骨环。有增大关节面、加深关节窝,使关节更加稳固的作用。肩、髋关节均有之。

3. 滑膜襞　起着补充关节空隙和分泌润滑液的作用。

4. 滑液囊　是关节囊的滑膜层从关节囊纤维膜的薄弱或缺如处向关节囊外突出的部分,成囊状。滑液囊垫在肌腱与骨之间,内含滑液,减缓肌腱与骨面的摩擦,有保护肌腱的作用。滑液囊有的是独立封闭的,有的与邻近的关节腔相通,可视为关节囊滑膜层的突出物。

5. 关节韧带　分布在关节周围或关节内。具有连结两关节骨,限制关节运动的作用。

二、各部位关节结构

1. 下颌关节　颞下颌关节是由颞骨的下颌窝与下颌骨下颌头构成,关节内有关节盘。下颌关节为联动关节,必须同时活动,完成张口、闭口、前伸、后退及向侧方运动等。由于下颌关节囊的前壁较松弛,缺乏韧带加强,在过大张口时,下颌头滑到下颌窝前部,故易发生下颌骨向前脱位。

2. 肩关节　肩关节由肩胛骨的关节盂和肱骨的肱骨头构成。关节囊较松弛,可使两关节面分离达 2.5 厘米。关节腔较大,是全身最灵活的关节。

加固肩关节的辅助结构主要有关节唇、肌腱和韧带。关节唇有加深加大肩关节的作用;喙肱韧带自肩胛骨喙突至肱骨大结节,从前上方加固关节。

喙肩韧带是横架在肩峰和喙突之间的韧带,与喙突、肩峰共同形成喙肩弓,能防止肱骨头向上脱位。但也限制了上臂外展的幅度;肱二头肌长头腱位于关节囊内,起止盂上结节,从肱骨头上方绕过,经肱骨结节建构穿出关节囊。因此,肱二头肌长头腱也有从上方加固关节的作用。

肩关节是一个典型的球窝形关节,能绕三个基本轴运动。绕额状轴可做屈伸运动;绕矢状轴可做外展内收运动;绕垂直轴可做内旋、外旋运动和水平运动。此外,还可做环转运动。

3. 肘关节　肘关节是一个复合关节,由三个关节共在同一关节囊而构成。

(1) 肱尺关节是肘关节的主关节,由肱骨滑车与尺骨滑车切迹构成。

(2) 肱桡关节由肱骨小头与桡骨的关节凹构成。

(3) 桡尺近侧关节由桡骨环状关节面和尺骨上端的桡切迹构成。

加固肘关节的韧带有三条,桡侧副韧带、尺侧副韧带与桡骨环状韧带。肘关节的主要运动形式是屈伸运动,其次是旋内、旋外运动。

伸肘时,前臂与上臂不在一条直线上,两者之间形成一开向外侧的角度,这个角叫提携角(男性约 165°,女性约 135°)。当处理肱骨下段骨折时,要注意恢复提携角。另外,伸肘时鹰嘴的尖端和肱骨内、外上髁三点成一直线;肘屈 90° 时,三点则变为一个等腰三角形,即肘后三角。这三点关系的改变有利于鉴别肘部骨折的部位;如鹰嘴骨骨折或肘关节脱位时,三点的关系变为异常;如三点关系正常,可以排除肘关节骨折,而应考虑肱骨髁上骨折。

4. 手关节　包括桡腕关节、腕骨间关节、腕掌关节、掌指关节及指关节。

(1) 桡腕关节由桡骨腕关节面和尺骨下端关节盘的下面构成关节窝;舟骨、月骨和三角骨互以骨间韧带相连构成关节头。关节囊宽阔松弛,囊外有韧带加强。

(2) 腕骨间关节由近侧列腕骨的远侧面与远侧列腕骨的近侧面构成。在功能上与桡腕关节组成联合关节,增大了手的运动幅度。

(3) 腕掌关节由远侧列 4 块腕骨与 5 块掌骨底的关节面构成。关节活动范围很小。拇指腕掌关节由大多角骨和第一掌骨构成,能做屈、伸、内收、外展及对掌运动。对掌运动是拇指远节的掌面与其他四指远节的掌面接触,是手正常功能不可缺少的重要运动。

(4) 掌指关节由 5 块掌骨和第一节指骨底构成。

(5) 指关节由各节指骨连结而成,共 9 个,只能做屈伸运动。

5. 骶髂关节　骶髂关节由骶骨和髂骨耳状面构成。有关节囊,但很小,囊壁很紧张。关节前面有骶髂前韧带;后面有骶髂后短韧带和骶髂后长韧带;后上方有连结髂骨、骶骨粗隆的骶髂骨间韧带。骶髂关节有轻微活动,妇女比男子活动稍大。

6. 髋关节　髋关节由髋臼和股骨头构成。髋臼很深,它与髋臼盂缘和横韧带一起将股骨头包起来。关节囊很坚韧,不但包绕关节,还包绕股骨颈。关节囊前为髂股韧带,限制髋关节过伸;前下方为耻骨囊韧带,限制大腿外展;后面为坐骨囊韧带,限制大腿的内收。

7. 膝关节　膝关节是人体最大、结构最复杂的一个关节。由股骨下端的关节面、胫骨上端的关节面和髌骨关节面构成。滑膜腔被两条交叉韧带分割。前、后两条交叉韧带有防止胫骨前、后移动的作用。膝关节有月牙状的关节盘叫半月板,其内侧大,外侧小,该板有润滑、缓冲和保护关节面的作用。膝关节囊坚韧,前、后有肌肉、肌腱、韧带保护。关节囊的前壁有髌骨和髌韧带;两侧有胫、腓侧副韧带;后方有腘斜韧带加强。

8. 踝关节　踝关节由胫骨下端、腓骨下端与距骨构成。关节囊有韧带加强。内侧韧带(三角韧带)从内侧将内踝、足舟骨、距骨和跟骨连接起来;外侧有距腓前、后韧带和跟腓韧带连结腓骨、距骨和跟骨。

第四节　肌肉结构知识

肌组织的肌细胞呈细丝状,称为肌纤维,其特征是能将化学能转变为机械能,使肌纤维缩短,产生收缩,以保证机体的各种运动。肌肉组织按其形态与功能,可分为平滑肌、骨骼肌与心肌。

结构特征:肌细胞呈长圆柱形或梭形,一般称为肌纤维,肌细胞之间排列紧密,细胞之间有少量结缔组织、毛细血管和神经纤维。当肌肉损伤时,可引起出血及神经损伤。

肌组织分为三类:

骨骼肌:分布在骨骼上。

心肌:分布在心脏。

平滑肌:分布在内脏和血管壁上。

肌肉在人体内的分布极其广泛,全身肌肉约有 600 余块,其重量约占体重 40%,而四肢肌肉约占肌肉总重量的 80%。肌组织的基本状态是收缩和舒张。收缩时肌肉缩短,横断面增大,舒张时则相反。由于中枢神经系统持续兴奋使肌肉经常保持持续性的轻微收缩状态,这种状态叫肌紧张,肌紧张可使身体维持一定的姿势。实际上,人在静止时,肌肉仍然处于稍微收缩的状态中。

一、肌肉的构造

每块肌肉都是由许多肌纤维集合起来组成一个肌束,再由许多小的肌束合并成一个大的肌束,最后由若干个大的肌束合并成整块肌肉。整块肌肉的外围都由结缔组织薄膜包裹着,称肌外衣,它向肌肉两端的延续部分称为肌腱。肌肉借肌腱附着于骨膜、筋膜和关节囊的表面。肌腱没有收缩能力,但有很大的抵抗力。

二、肌肉的辅助结构

肌肉的辅助结构主要有筋膜、腱鞘、滑膜囊和籽骨,是肌肉周围的结缔组织所形成的结构,有保护肌肉和辅助肌肉运动的作用。

1. 筋膜　筋膜有浅筋膜和深筋膜两种,浅筋膜(皮下筋膜)位于皮肤的深面,是含脂肪成分的一层疏松结缔组织,如浅动脉、浅静脉、皮神经、淋巴等。通常所说的深筋膜(或固有筋膜)位于浅筋膜的深层。深筋膜在四肢最发达,包裹在每块肌肉的周围,并深入各群肌肉之间,形成肌间隔,最后连于骨膜上。筋膜的作用是分隔肌群中的肌肉,使深层肌肉在工作时具有同等的工作条件。在病理情况下,筋膜能够限制炎症的扩散。

2. 腱鞘　腱鞘是由两层结缔组织构成的长管。套在肌腱上,两层膜之间有滑液,运动时可减少肌腱和骨之间的摩擦。

三、肌肉分类

1. 按外形可分为长肌、短肌、轮匝肌和扁肌 4 种。

2. 按肌头数目可分为二头肌、三头肌、四头肌等。每个头各有一个起点,由两个头合成一个肌腹,为二头肌,其余依此类推。

四、肌肉的物理特性

1. 伸展性与弹性　肌肉受外力牵拉时长度增加,这种特性叫伸展性。当外力解除后,肌肉恢复原来的长度,称为肌肉的弹性。

2. 黏滞性　肌肉收缩时,肌纤维之间摩擦产生阻力,是由于肌肉的黏滞性引起的。气候寒冷时,肌肉的黏滞性增大,所以在各项运动前要做准备活动,使体温升高,以减小肌肉的黏滞性,提高肌肉的工作能力和防止肌肉拉伤。

五、使上肢各关节运动的肌群

1. 斜方肌　位于项部、上背及中背部的表层肌肉,一侧呈三角形,两侧相合呈斜方形,并根据其肌纤维走向分成上、中、下三部分。

(1) 起点:枕外粗隆,项韧带,第七颈椎棘突,全部胸椎棘突。

(2) 止点:肩胛冈,肩峰,锁骨外三分之一处。

(3) 功能:起点固定:上行纤维收缩使肩胛骨上提,横行纤维收缩使肩胛骨后缩;下行纤维使肩胛骨下降。止点固定:一侧收缩,使头和颈向同侧屈和回旋;两侧收缩,使头和脊柱伸直。

2. 菱形肌　位于斜方肌深层,呈菱形。

(1) 起点:起自下位两个颈椎和上位四个胸椎的棘突。

(2) 止点:止于肩胛骨内侧缘。

(3) 功能:使肩胛骨下回旋,上提和后缩。两侧同时收缩,使脊椎伸直。

3. 肩胛提肌 位于斜方肌深层,细而长。

(1) 起点:起自上位四个颈椎横突。

(2) 止点:止于肩胛骨的内侧缘(内侧角至肩胛冈之间)。

(3) 功能:使肩胛骨上提。一侧收缩使颈和头向同侧倾斜和回旋;两侧同时收缩,使颈伸直。

4. 前锯肌 位于胸廓的外侧,上部为胸大肌和胸小肌所遮盖,是块扁肌。

(1) 起点:起自上位 8~9 肋的外侧面。

(2) 止点:止于肩胛骨的内侧缘和下角的前面。

(3) 功能:近固定时,可使肩胛骨前伸,上回旋。拉肩胛骨向前和紧贴胸廓,下部肌束使肩胛骨下角旋外,助臂上举。

5. 胸小肌 位于胸廓上部的前外侧,胸大肌深面。

(1) 起点:起于第 3~5 肋的前面。

(2) 止点:止于肩胛骨的喙突。

(3) 功能:使肩胛骨前伸和下回旋。另可上提肋,辅助吸气。

6. 三角肌 呈三角形,从前、上、后三个方向覆盖肩关节。

(1) 起点:起自锁骨外侧端、肩胛骨肩峰、肩胛冈。

(2) 止点:止于肱骨三角肌粗隆。

(3) 功能:前部使上臂屈和旋内。中部使上臂外展。后部使上臂伸和旋外。三部同时收缩使上臂外展。

7. 胸大肌 广阔而厚,覆盖胸廓前面的大部分。

(1) 起点:起自锁骨内侧半,1~6 肋软骨和胸骨前面腹直肌鞘前壁。

(2) 止点:止于肱骨大结节下方。

(3) 功能:使上臂屈,内收和内旋。提肋,辅助吸气。止点固定,可上提躯干,完成引体向上动作。

8. 喙肱肌 细长,在肱二头肌内侧及深面。

(1) 起点:起于肩胛骨喙突。

(2) 止点:止于肱骨内侧中部(与三角肌止点相对)。

(3) 功能:使上臂屈和内收。

9. 肱二头肌 有长短二头,位于上臂前面,呈梭形。

(1) 起点:长头起自肩胛骨盂上粗隆。短头起自肩胛骨喙突。

(2) 止点:桡骨粗隆,前臂筋膜。

(3) 功能:使上臂屈,前臂屈和旋外。使前臂向上臂靠拢。

10. 背阔肌 是全身中最宽大的肌肉,分布在背的下半部及胸侧部,部分被斜方肌所遮盖。

(1) 起点:第七胸椎至骶骨所有椎骨的棘突,髂嵴后三分之一处,第十至第十二肋。

(2) 止点:肱骨小结节嵴。

(3) 功能:使上臂伸,旋内与内收。拉躯干向臂侧,使肋上提,辅助吸气。

11. 大圆肌 紧贴背阔肌的上方。

(1) 起点:肩胛下角的背面。

(2) 止点:肱骨小结节嵴。

(3) 功能:使上臂伸,旋内与内收。

12. 小圆肌 在冈下肌的下方。

(1) 起点:肩胛骨外侧缘。

(2) 止点:肱骨大结节。

(3) 功能:使上臂伸,内收与旋外。

13. 冈下肌 在小圆肌上方,肩胛骨的背面。

(1) 起点:冈下窝。

(2) 止点:肱骨大结节。

(3) 功能:使上臂伸,内收与旋外。

14. 冈上肌 呈圆锥形,位于肩胛骨的冈上窝内,为斜方肌所遮盖。

(1) 起点:冈上窝。

(2) 止点:肱骨大结节。

(3) 功能:使上臂外展。

15. 肩胛下肌 位于肩胛下窝内。

(1) 起点:肩胛下窝。

(2) 止点:肱骨小结节。

(3) 功能:使肩关节内收、旋内和后伸。

16. 肱桡肌 呈长扁形,位于前臂的最外侧。

(1) 起点:肱骨外侧髁的上方。

(2) 止点:桡骨茎突的基部。

(3) 功能:使前臂屈,并使前臂保持在中间位。

17. 旋前圆肌 位于前臂的上三分之一部的前面。

(1) 起点:肱骨内上髁尺骨冠突。

(2) 止点:桡骨中三分之一的外侧面。

(3) 功能:使前臂旋内并屈。

18. 肱三头肌 位于上臂后面,有长头、外侧和内侧三个头。

(1) 起点:长头:肩胛骨盂下粗隆。外侧头:肱骨体后面上部。内侧头:肱骨体内侧下方,三个头在肱骨中点合成一个坚韧的腱到止点。

(2) 止点:尺骨鹰嘴。

(3) 功能:使前臂和上臂伸。

19. 使手屈的肌群有桡侧腕屈肌、尺侧腕屈肌、指浅屈肌、指深屈肌。除了指屈屈肌以外,起点都在肱骨内上髁,多数止于掌骨或指骨。

20. 使手伸的肌群有桡侧腕长伸肌、桡侧腕短伸肌、指总伸肌、尺侧腕伸肌、拇短伸肌、食指固有伸肌。

(1) 起点:多起自肱骨外上髁或桡、尺骨的背面。

(2) 止点:多止于掌骨的背侧。

六、使下肢各关节运动的肌群

1. 髂腰肌 髂腰肌由腰大肌与髂肌构成。腰大肌长形,位于腰椎体侧方;髂肌呈扇形,占全髂窝。

(1) 起点:髂肌,起自髂窝;腰大肌,起自腰椎体侧面及横突。向下两肌相合,经腹股沟韧带深面。

(2) 止点:股骨小转子。

(3) 功能:近侧固定时,它的拉力是由下向上前,收缩时使髋关节前屈和外旋;而在远侧固定时,两侧髂腰肌同时收缩,能使躯干和骨盆前屈。

2. 股直肌 位于大腿前表面,是股四头肌中的一块。

(1) 起点:髂前下棘。

(2) 止点:胫骨粗隆。

(3) 功能:大腿屈,小腿伸;保持人体站立姿势。

3. 缝匠肌 是大腿前细长的肌肉,扁带状,是人体最长的肌。

(1) 起点:髂前上棘。

(2) 止点:胫骨粗隆内侧。

(3) 功能:使大腿屈、旋外,小腿屈、旋内。

4. 阔筋膜张肌 扁平呈长方形,位于髋关节外前方,夹在两层筋膜之间。

(1) 起点:髂前上棘。

(2) 止点:在大腿上中三分之一交界处移行于髂胫束,止于胫骨外侧髁。

(3) 功能:使大腿骨阔筋膜紧张,起辅助支撑作用,使大腿屈、旋内。

5. 臀大肌 肌肉很发达,直接位于皮下,略呈四边形。

(1) 起点:髂骨翼外面,骶骨、尾骨后面。

(2) 止点:臀肌粗隆。

(3) 功能:使大腿在膝关节处伸、旋外;上半部使大腿外展,下半部使大腿内收;保持站立姿势,使骨盆后倾,是维持人体直立的重要肌肉。

6. 股二头肌 位于大腿后面外侧。有长、短二头。

(1) 起点:长头:坐骨结节。短头:股骨嵴外唇的下半。

(2) 止点:腓骨小头。

(3) 功能:使大腿在髋关节处伸,使小腿在膝关节处屈和旋外;使大腿在膝关节屈;小腿伸直和固定时,使骨盆后倾。

7. 半膜肌 位于大腿后内侧的长肌。

(1) 起点:坐骨结节。

(2) 止点:胫骨粗隆内侧。

8. 半腱肌 位于半膜肌的浅层。

(1) 起点:坐骨结节。

(2) 止点:胫骨粗隆内侧。

(3) 功能:使大腿在髋关节处伸,小腿在膝关节屈和旋外;使大腿在膝关节处屈;小腿伸直与固定时,使骨盆后倾。

9. 大收肌 在短收肌及长收肌的深层。

(1) 起点:坐骨结节,坐骨下支,耻骨下支。

(2) 止点:股骨嵴内唇的全长,股骨内上髁。

(3) 功能:使大腿内收、旋外和伸;使骨盆后倾。

10. 臀中肌 位于臀大肌的深面。

(1) 起点:髂骨翼外面。

(2) 止点:股骨大转子。

(3) 功能:此肌收缩时能外展和内旋大腿,是髋部主要的外展肌之一。单足站立时,此肌能保证骨盆在水平方面的稳定,维持人们正常的站立和行走功能。

11. 臀小肌 位于臀大肌的深面。

(1) 起点:髂骨翼外面。

(2) 止点:股骨大转子。

(3) 功能:使大腿外展,前部使大腿屈和旋内,后部使大腿伸和旋外。

12. 梨状肌 位于小骨盆侧壁,呈三角形。

(1) 起点:第二至第五骶椎前侧面。

(2) 止点:股骨大转子尖端。

(3) 功能:使大腿外展和旋外。

13. 使大腿内收的肌群——大收肌、长收肌、短收肌、耻骨肌、股薄肌起点多在耻骨上支,耻骨下支,多止于股骨嵴的中下部。

14. 使小腿伸的肌群——股四头肌位于大腿的前表面,由四个头即股直肌、股中肌、股外肌和股内肌组成,肌腱构成人体最大的籽骨——髌骨和髌骨韧带。多起于髂前上棘,股骨嵴外唇、内唇及体部。止于胫骨粗隆。股四头肌的功能是使大腿屈,小腿伸,伸膝(关节)屈髋(关节),并维持人体直立姿势。

15. 使足跖屈的肌群——小腿三头肌、胫骨后肌、趾长屈肌、踇长屈肌多起自股骨内侧踝与外侧踝及胫骨的后面。功能是使小腿屈和足屈。

16. 使足跖伸的肌群——胫骨前肌、趾长伸肌、踇长伸肌等多起自胫骨的上部及外侧面。功能是使足伸。

七、使脊柱屈的肌群

1. 胸锁乳突肌 在颈的前侧方突出的强有力肌肉。

(1) 起点:胸骨柄及锁骨的胸骨端。

(2) 止点:颞骨乳突。

(3) 功能:头部固定,上提胸廓,辅助吸气;锁骨与胸骨固定,一侧收缩时,头向同侧倾斜,并向对侧回旋。两侧同时收缩时,头前伸。

2. 腹直肌 位于腹白线两侧,扁长形,有三、四条腱划。腱划是细的白色肌腱,横列在腹直肌上,把腹直肌分为四五段。

(1) 起点:第五至第七肋软骨前面和剑突。

(2) 止点:耻骨上缘。

(3) 功能:压缩腹腔。上端固定时,两侧收缩,使骨盆保持较水平位置。下端固定时,两侧收缩使脊柱屈;一侧收缩使脊柱向同侧侧屈,拉肋下降,辅助呼气。

3. 腹外斜肌 位于腹前外侧壁最浅层。

（1）起点：第五至第十二肋的外面。

（2）止点：腹白线，髂嵴。

（3）功能：压缩腹腔。上端固定时，两侧收缩，使骨盆处于较水平位置。下端固定时，一侧收缩使脊柱向同侧侧屈，向对侧回旋。

4. 腹内斜肌　位于腹外斜肌的深层。

（1）起点：腰背筋膜、髂嵴、腹股沟韧带外侧三分之一处，第十至第十二肋，腹白线。

（2）功能：压缩腹腔。上端固定时，两侧收缩，使骨盆保持较水平位置。下端固定时，两侧收缩使脊柱屈，一侧收缩使脊柱向同侧侧屈，亦向同侧回旋。

八、头肌

1. 表情肌　有颅顶的枕肌与额肌、眼周围的轮匝肌、口周围的口轮匝肌、鼻周围的鼻肌以及在耳郭周围的耳肌等。

2. 咀嚼肌　咀嚼是依靠下颌骨的活动，所以咀嚼肌都附着于下颌骨上，主要有咬肌和颞肌等。

第五节　神经系统知识

神经系统（nervous system）是机体内起主导作用的系统。

一、神经系统的区分

神经系统是一个不可分割的整体，为了学习上的方便可从不同角度将其区分。

1. 按其位置和功能不同　可分为中枢神经系统和周围神经系统

（1）中枢神经系统：包括脑和脊髓。脑位于颅腔内，脊髓位于椎管内，两者在枕骨大孔处相连续。

（2）周围神经系统（外周神经系统）：包括与脑相连的 12 对脑神经和与脊髓相连的 31 对脊神经。

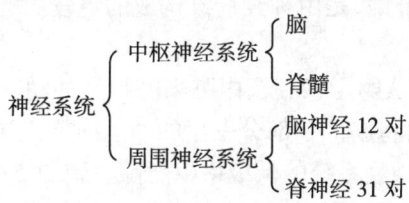

2. 按分布的对象不同　可分为躯体神经系统和自主神经系统（内脏神经系统）。它们的中枢部也在脑和脊髓内，而周围部分别称为躯体神经和内脏神经。两者都有感觉（传入）和运动（传出）两种纤维成分。内脏神经除部分独立走行外，皆行于脑神经和脊神经内。

躯体神经主要分布于皮肤和运动器（骨、骨连结、骨骼肌），管理皮肤的感觉和运动器的运动及感觉。可分为躯体运动神经和躯体感觉神经。

（1）躯体运动（传出）神经：由中枢发出神经分布于骨骼肌，管理骨骼肌的随意运动。骨骼肌为效应器。

（2）躯体感觉（传入）神经：分布于皮肤和运动器的感受器，管理它们的感觉。感受器接受周围的感觉冲动后沿传入神经由周围传至中枢。

内脏神经又称自主神经、植物性神经系统,主要分布于内脏、心血管和腺体,管理它们的感觉和运动,可分为内脏运动神经和内脏感觉神经。

(1) 内脏运动神经:支配平滑肌、心肌和腺体的内脏运动神经,根据功能不同又可分为交感神经和副交感神经。

(2) 内脏感觉神经:分布于内脏,管理内脏的感觉。

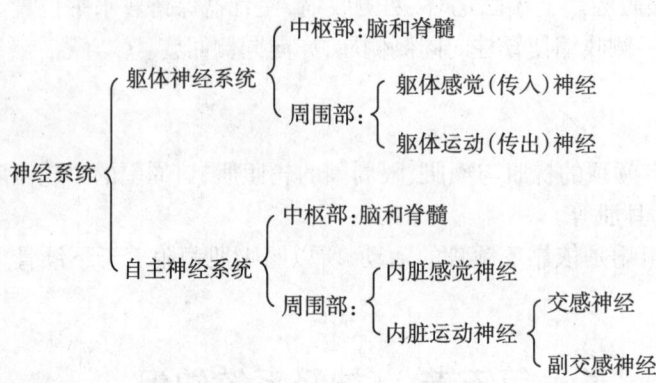

二、神经系统简介

(一) 中枢神经系统

中枢神经系统包括脑和脊髓,它们分别位于颅腔和椎管内。

1. 脊髓 呈圆柱形,位于椎管内,在枕骨大孔处与脑相连。

(1) 脊髓结构在脊髓横切面上可以看到脊髓内部由灰质和白质构成,灰质位于中央,白质位于周围,在灰质中央的腔,叫中央管,上通脑室,里面充满了脑脊液。

1) 灰质:灰质是神经细胞集中的地方,灰质前扩大的部分称前角,是运动性神经元的细胞聚集的地方。灰质的后端较窄长部分称后角,其中的神经元为联络元。前后角之间的地带,向外突出面形成侧角,它发出的是自主神经,以支配内脏、血管、腺体的活动。

2) 白质:白质位于灰质外面,是由神经纤维构成的色较白的传导束,有上行和下行的传导束之分。

(2) 脊髓的功能:脊髓将从躯干、四肢、内脏来的神经冲动向上传导到脑的各部分,这是上行传导束;向上传导的同时将脑的各部分发出的冲动向下传导至脊髓,而兴奋或抑制脊髓活动的为下行传导束。中枢神经系统的低级中枢脊髓在脑的支配下进行反射功能活动。

2. 脑 脑位于颅腔内,受到颅骨的保护。脑分为大脑、小脑、间脑、中脑、脑桥和延髓。中脑、脑桥、延髓合在一起又叫脑干,脑中间有空隙为脑室,充满着脑脊液。

(1) 大脑:大脑是人类思维和意识活动的最重要器官。由两个大脑半球组成。通过胼胝体把它们联系起来。大脑表面有很多沟,两沟之间突起的部位叫回。大脑表面又分额叶、顶叶、枕叶、颞叶。大脑皮质的某一部位有管辖人体各部分的运动、感觉等功能,如额叶后部的运动区管理运动功能;顶叶前部的体区管理感觉功能(冷、热、触、压等一般感觉)。这种管理是对侧性的,即右侧大脑半球管理左侧身体的运动和感觉。而左侧大脑半球管理右侧身体的运动和感觉。枕叶后部为视觉区,颞叶上部为听觉区。

(2) 小脑:小脑位于颅腔的后部,大脑半球的后下方。小脑通过脑干和大脑皮质及脊髓

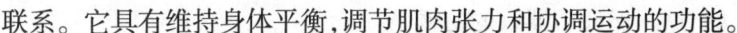

联系。它具有维持身体平衡,调节肌肉张力和协调运动的功能。

(3) 间脑:间脑主要由丘脑和丘脑下部组成。丘脑是大脑皮质以下的最高感觉中枢,是各种感觉冲动向大脑传导过程中的最后一个交换地方。一侧丘脑损伤(如血循障碍、肿瘤)会使对侧的肢体发生感觉障碍或疼痛。丘脑下部是大脑皮质以下的植物性功能最高中枢,调节和控制交感与副交感神经的活动,也调节着脑垂体的内分泌活动,丘脑下部还是调节体温、水液代谢、食欲和情绪的中枢。

(4) 中脑:中脑的背部有两对隆起叫四叠体,上方一对上丘,内含上丘核,它是光反射的中枢;下丘一对内含下丘核,是声反射的中枢。中脑内有红核(它与肌肉的协调有关)和黑质。

(5) 脑桥:脑桥内含大量纵行和横行的纤维及一些灰质块。

(6) 延髓:延髓有调节心跳、呼吸、血管运动等功能。延髓是生命活动中枢所在地,如受伤可危及生命。

3. 脊神经 脊神经共有 31 对,支配躯干和四肢的运动和感觉。其中有传入神经(感觉神经)从后根进入脊髓。又有传出神经(运动神经)从前根出脊髓。根据脊神经所出的部位,将脊髓分成 31 段:颈 8 段,胸 12 段,腰骶各 5 段,尾 1 段。它们支配各自部位的运动和感觉。脊神经出椎间孔后,分成前支和后支。后支较细,支配背部肌肉的运动和皮肤的感觉,前支的胸神经沿肋骨下缘行走,形成肋间神经,支配胸腹壁的皮肤和肌肉。前支的其他脊神经,均与附近的神经结合,形成神经丛,它们是颈丛、臂丛、腰丛、骶丛。诸神经丛再分出许多神经,分别分布到颈部、上肢、胸、下肢、会阴部的皮肤和肌肉。当神经受损伤时,就会使它所支配的肌肉出现瘫痪,皮肤感觉麻木或疼痛等症状。

4. 脑神经 脑神经共 12 对,它们是嗅神经、视神经、动眼神经、滑车神经、三叉神经、展神经、面神经、听神经、舌咽神经、迷走神经、副神经、舌下神经。

脑神经功能:嗅、视、听三对神经分别传导嗅觉、视觉、听觉和头的位置运动觉。动眼、滑车和外展三对神经支配眼球外肌肉,使眼球能向不同的方向转动。三叉神经是混合神经,感觉支支配头面部包括眼眶、鼻腔、口腔的一般感觉(冷热痛触觉);运动支支配咀嚼肌的活动。面神经支配面部表情肌的运动和舌前 2/3 的味觉。舌咽神经支配咽部的感觉和运动,舌后 1/3 的味觉及唾液分泌。迷走神经调节心跳,胃肠道肌肉的收缩和腺体的分泌。副神经支配转头和耸肩的肌肉,舌下神经支配舌肌。

(二)自主神经系统(植物性神经系统)

自主神经系统是指分布在内脏器官的平滑肌、心肌和腺体的传出神经。这些神经与脑神经和脊神经不同,不是从中枢发出后,直接到达所支配的器官,而是从中枢发出后,先与自主神经节的神经元发生突触联系,再由神经节内的神经元发出的轴突到达所支配的器官。

自主神经包括交感和副交感神经两部分。交感神经的节前纤维从脊髓的胸段和腰段的侧角发出;其神经节在脊椎的两侧和腹腔内脊柱的前面。而副交感神经的节前纤维一部分从脑干发出,另一部分从脊髓的骶段发出,其神经节在脏器附近或在脏器的壁内。由交感和副交感神经双重神经支配的诸多器官,双重神经的作用往往相反。如交感神经系统是一个应激系统,在环境急骤变化,或机体遇到严重威胁时,如缺氧、剧痛、极冷、失血或紧张等情况时,交感活动增强,使心率加快,血压升高,血糖增高,以动员机体的潜在力量适应环境的急变。副交感神经系统的活动比较局限,主要功能在于保护机体,休整恢复,促进消化吸收,积蓄能量,加强排泄和生殖功能等。交感神经可使心跳加快,副交感神经却使心跳减慢;交感神经使胃肠蠕动减弱,而副交感神经可使胃肠消化吸收功能加强等等。两者的作用虽然是对立的,但两者又是相辅相成的,这才保证了器官的协调。

第六节   血管结构知识

循环系统由心脏和血管组成,是生物体内的运输系统,其作用是使血液在血管里不断循环流动,将消化器官吸取的营养物质和从肺部吸入的氧气供给全身各器官和组织细胞,进行新陈代谢,然后将组织细胞在代谢过程中产生的二氧化碳、水及代谢产物等从肺、肾、皮肤等排出体外,以维护人体生命功能的活力。它还输送热量到身体各部以保持体温,输送激素到靶器官以调节其功能。

血管分为动脉、静脉、毛细血管三类。心脏和这些血管构成一个封闭的管道,布满全身。整个循环系统包括体循环和肺循环两部分,使全身的血液不休止的流动。体循环也叫大循环,是经过身体大部分的循环途径,心脏收缩时,左心室的血液被输送到主动脉,通过诸多的动脉,分布到全身各部直至微细动脉,最后至毛细血管,再流入全身各部的小静脉,渐渐合为大静脉,再逐步汇集到右心房,肺循环也称小循环,在心脏收缩时,右心室将血液射出到肺动脉,到达肺毛细血管后,在肺内放出二氧化碳,同时吸入新鲜氧气,从而使静脉血变成动脉血,经肺静脉回到左心房、左心室。血液循环的全过程是靠血管作为输送管道,血管结构知识是按摩师必备的医学基础知识。

一、动脉

根据血管腔的大小,动脉可分为大、中、小三种动脉。根据管壁的结构一般分为内、中、外膜三层。

1. 内膜   内膜是最薄的一层,主要是由单层扁平上皮细胞构成。表面光滑,利于血液运行。内皮下层为薄层的疏松结缔组织,具有缓冲与联系深层组织的功能。如遇内皮细胞损伤,该层有修补功能,在内膜分界处有一层弹性纤维,对血管的舒缩有较大作用。

2. 中膜   中膜是最厚的一层,主要由环行平滑肌组成。平滑肌细胞中间,夹有弹性纤维,大动脉管壁内含弹力纤维较多,有弹性,故可缓解心脏射血时的压力;在心脏舒张时,由于弹性纤维的回缩,促进血液继续向前流动运行。小动脉壁内以平滑肌为主,当平滑肌收缩时,可改变小动脉的管径,从而影响、改变局部的血液流量和血液阻力。当其收缩时,管径变小,血液不易流到毛细血管中,从而使动脉中血液量增加;当其舒张时,血液就通畅地流到毛细血管内。

3. 外膜   外膜主要由纤维结缔组织构成。大动脉外膜胶原纤维很多,有较大的抗张力功能,以防止血管过度扩张,使大动脉中的血压维持在一定范围。 动脉里含有氧气多,血液鲜红。行走体表的动脉如桡、肱、股、足背等浅动脉可以触及。其余在躯干、四肢深部行走。

二、静脉

静脉的管壁比动脉壁薄,管径较大,管壁也分内、中、外膜三层。外膜比较发达,中膜弹性纤维、平滑肌都比动脉少。管壁内有由内膜形成的静脉瓣,防止血液的逆流。当血液向心流动时,瓣膜被压而贴附于管壁内面,如血液逆流,瓣膜即被血充满,使管腔暂时关闭。从而制止血液的逆流。

静脉分为深、浅静脉。浅静脉在皮肤下能够看到,即人们通常所说的"青筋"。上下肢的浅静脉在医疗时常用于抽血、静脉注射、输血、输液等。头颈部和上肢静脉血汇合到上腔静脉，躯干、下肢的静脉血汇集到下腔静脉。腹腔、胃、肠、胰、脾器官的静脉汇合成门静脉，入肝脏，通过肝静脉流出肝脏而进入下腔静脉，胃肠道吸收的营养物质经过门静脉，进入肝脏，在肝脏内对营养物质进行处理加工，由肝静脉流入下腔静脉，再经心脏的功能而分布全身。

三、毛细血管

毛细血管壁薄，由单层内皮细胞构成，分布全身各器官组织中。管径极小，故血流较慢，血液通过毛细血管壁与组织间进行物质交换。

第二章　针灸推拿技能简介

第一节　毫针刺法

一、毫针常识

（一）毫针结构

毫针是针刺美容的主要针具，也是应用最广泛的一种针具，其制造材料以不锈钢丝为主，但也有用金、银或合金等制成的。

目前毫针的结构共分五个部分；以铜丝或银丝将针的一端紧密缠绕呈螺旋形，以便手持着力处称为针柄；针柄的末端多缠绕成圆筒状，称为针尾；针的尖端锋锐部分称为针尖，又称针芒；针尖与针柄之间的主体部分称为针身，又称针体；针身与针柄连接的部分称为针根（图2-1）。

（二）毫针的规格

毫针的规格主要以针身的长短和粗细来区分，计量单位为"毫米"，毫针长短、粗细规格（表2-1、表2-2）。

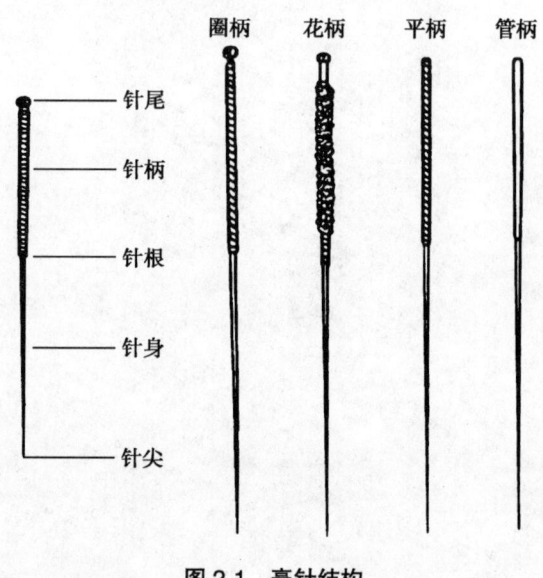

图 2-1　毫针结构

表 2-1　毫针的长度规格

规格（寸）	0.5	1	1.5	2	2.5	3	4	4.5	5	6
针身长度（mm）	15	25	40	50	65	75	100	115	125	150

表 2-2　毫针的粗细规格

号数	26	27	28	29	30	31	32	33	34	35
直径（mm）	0.45	0.42	0.38	0.34	0.32	0.30	0.28	0.26	0.24	0.22

以上两表所列毫针的不同规格，在临床以 28~31 号，1.5~3.5 寸长的毫针较为常用。

（三）毫针的检查和保藏

毫针的检查和保藏，是指对针具的维修和保藏。过去它是针灸工作中的一项重要工作。随着时代的发展，科学技术的进步，现在已广泛使用一次性毫针，保藏工作已逐渐被取代，但从针刺安全的角度出发,在施术前认真检查毫针仍然十分必要。

1. **毫针的检查**　对一次性毫针,使用前首先必须检查其包装是否完整,消毒有效期是否超期,否则严禁使用。其次再对针具的外观进行检查,尤其是第一次使用某种新产品时,更应仔细检查。检查针具时应注意以下几点:

(1) 针尖以圆而不钝,形如松针者为佳,不宜过锐,不宜有钩曲或卷毛。

(2) 针身宜光滑挺直,上下圆正匀称,坚韧而富有弹性。针身不宜有斑剥、锈痕及弯曲现象,否则说明质量有问题,当弃之不用,同时应考虑将同批产品禁用。

(3) 针柄以金属丝缠绕紧密均匀为佳,针柄的长短、粗细要适中,以便于持针、运针和减轻病人的痛苦,不宜有过长或过短、粗细扁圆不匀现象。

(4) 针根应必须牢固,不能有剥蚀或松动现象。

对使用过的针具的检修,应随时进行检查,经常维修,对维修困难的针具应弃之禁用。针具常用的基本检查方法如下:

(1) 针身的检修应注意有无锈蚀、折弯或一般弯曲。若一般弯曲可用手指或竹片、挟住针身将其捋直。若为折弯,针身有锈蚀一般应弃之不用,以免折针。同时应检查针柄与针身是否衔接牢固,形成一体,否则不宜使用。

(2) 针尖的检查应注意有无钩曲、钝、偏正等等。若针尖不正、有钩曲或过钝时,可用细砂纸或细磨石对其进行修整磨好,使针尖恢复光滑正直,尖而不锐,圆而不钝,过锐则易弯成钩,过钝则易痛,因此应力求磨成如松针状为宜。

2. **毫针的保藏**　针具若需再次使用,应对其进行很好地爱护和保管,保藏的目的是为了防止针尖受损,针身弯曲或生锈、污染等。藏针的器具有针盒、针管和藏针夹等。如保藏不善,不仅容易造成损坏,而且使用时会给患者增加痛苦,甚至发生不应有的医疗事故。

(四) 毫针的练习

由于毫针针体细软,要想进行各种手法的操作,若无一定的指力和熟练的手法,就很难随意进行,且还会引起患者疼痛,并影响治疗效果。因此,指力和手法的熟练掌握,即针刺练习,是初学针刺者的基础,是顺利进针、减少疼痛、提高疗效的基本保证。

1. **指力练习**　指力,是指医者使力达针尖的技巧和持针之手的力度。凡欲持针进行针刺,其手指应有一定的力度,方能将针刺入机体。指力的练习,可先在纸垫或棉团上进行,具体方法如下:

(1) 纸垫练习:用松软的纸做成纸垫(长约8厘米、宽约5厘米、厚2~3厘米的纸块,用线如"井"字形扎紧即成纸垫)。练习时,左手平持纸垫,右手拇、食、中三指如持笔状夹持1.0~1.5寸毫针的针柄,使针尖垂直于纸垫上并抵于纸垫后,手指渐加压力,待针刺透纸垫后另换一处,如此反复练习,以练习至针能灵活迅速刺入为度。纸垫练习主要是锻炼指力和捻转的基本手法(图2-2)。

(2) 棉团练习:用棉花做成棉团(拿一把棉花一握作衬,其外用布包裹,再用线封口,所不同的是棉团松软可以做捻转、提插等等多种基本手法的练习(图2-3)。

2. **手法练习**　针刺手法练习是在指力练习的基础上,先用较短的毫针在纸垫或棉团上练习进针、出针、上下提插、左右捻转等基本手法的操作方法练习,待短针运用自如,操作熟练后,再改为长针练习。需要掌握的主要有以下几种:

(1) 速刺练针法:此法是以左手拇食指爪切在纸垫或棉团上,右手持针,使针尖迅速刺入2~3毫米,以此反复练习,用以掌握进针速度,减少疼痛的一种方法。

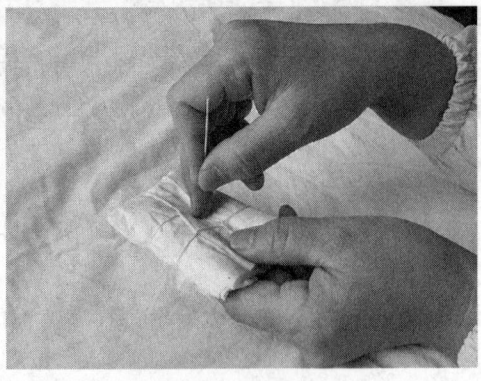

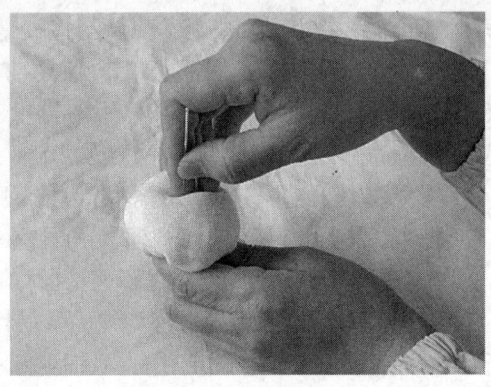

图2-2　纸垫练习　　　　　　　　　　　　图2-3　棉团练习

（2）捻转练针法：捻转练习是以右手拇、食、中指持针，刺入纸垫或棉团一定深度后，拇指与食、中指向前、向后来回在原处不动地捻转，要求捻转的角度要均匀，快慢要自如，一般以每分钟捻转120次左右，方能达到运用灵活自如的程度。

（3）提插练针法：提插练习是以右手拇、食、中指持针，刺入纸垫或棉团一定深度后，在原处作上下提插的动作。要求提插的深浅适宜且一致，并保持针体垂直且无偏斜。以上3种方法练到一定程度，可将它们综合起来练习，使之浑然一体，运用自如。

3. 自身试针练习　自身试针练习，其目的是为了能更好地掌握针刺的方法，并体验针刺后的各种针刺感觉。它是在纸垫和棉团练针的基础上，在掌握了一定的指力和针刺手法后，在自己身体上选择一些穴位进行试针练习。在学员之间也可以相互试针，以体会进针时皮肤的韧性和进针时需要用力的大小，以及针刺后的各种感觉。待针刺技术达到一定的熟练水平之后，才能在病人身上进行实习操作。

二、针刺前准备

（一）思想准备

在针刺治疗前，医患双方都必须做好思想准备，然后才可以进行针刺。医者要聚精会神，意守神气；病人要神情安定，意守感传。同时医者还必须把针灸疗法的有关事宜告诉病人，使其对针灸治病能有一个全面的认识和了解，以便稳定情绪，消除不必要的紧张心理，这对于初诊病人和精神紧张的病人尤其重要；对个别精神高度紧张、情绪波动不定、大惊、大恐、大悲之人，应当暂时避免进行针刺，以防神气散亡，造成不良后果；对身患疑难病症、慢性痼疾或以情志、精神因素致病的患者，在针灸治疗期间，还应同时多做思想工作，鼓励他们树立并坚定战胜疾病的信心，积极配合治疗，还要加强各方面的功能锻炼，使他们能够充分认识机体的功能状态及精神因素对疾病的影响和作用，以促使疾病的好转和身体康复。

（二）选择针具

针具选择正确与否，是提高疗效和防止意外事故的一个重要因素。现临床多用不锈钢制成的针具，应按有关要求仔细检查针具的质量和规格。选择毫针时应以针柄无松动、针身挺直、光滑、坚韧而富有弹性、针尖圆而不钝，但也不可太尖，成松针形者为佳；反之，如针身有缺损或伤痕明显者，应剔除不宜继续使用。此外，在临床工作中，除了注意选择针具的质量好坏外，还要根据患者的体质强弱、年龄大小、体型胖瘦、针刺的部位和不同疾病等因素，选择适宜的针具。一般而言，男性、体壮、形胖，且病变部位较深的患者，可选稍粗、较长的毫针进行针刺;女性、体弱、形瘦,且病变部位较浅者,就应选较短、较细的毫针进行针刺。皮薄肉少之处和针刺较浅的腧穴,选针则宜短而针身宜细;皮厚肉丰之处针刺宜深,露在皮肤上少许来综合判断针的长短、粗细为宜。

(三)选择体位

针刺时患者体位的选择,应以便于医者能正确取穴,针刺施术,同时患者感到舒适自然,并能较持久保持为原则。

临床常用的基本体位有两种,即卧位和坐位。卧位又可分为仰卧位、侧卧位、俯卧位;坐位又可分为仰靠坐位、侧伏坐位、俯伏坐位。兹分述如下:

1. 仰卧位 适用于取头面、颈、胸、腹部和部分四肢的腧穴,如印堂、廉泉、膻中、中脘、天枢、足三里等穴(图 2-4)。

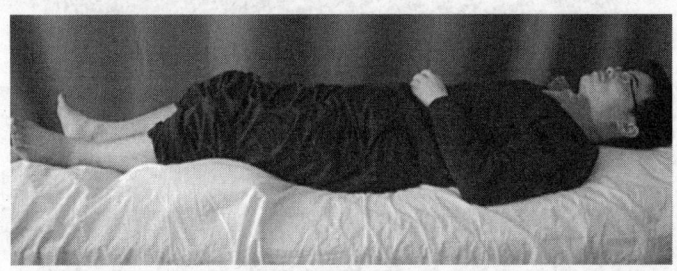

图 2-4 仰卧位

2. 侧卧位 适用于取身体侧面的腧穴,如侧头、侧胸、侧腹、臂和下肢外侧等部位的腧穴,如头维、太阳、下关、极泉、秩边、风市、阳陵泉等穴(图 2-5)。

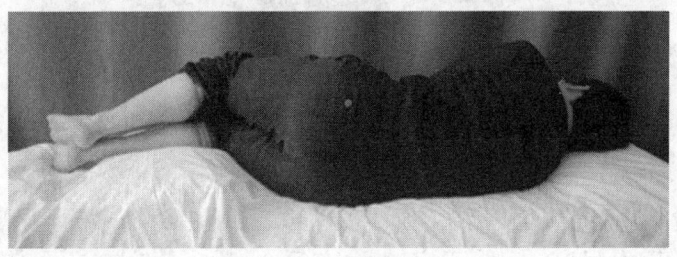

图 2-5 侧卧位

3. 俯卧位: 适用于头项、肩背、腰骶、下肢后面及外侧等部位的腧穴。如百会、风池、大椎、夹脊穴、承扶、委中、承山等穴(图 2-6)。

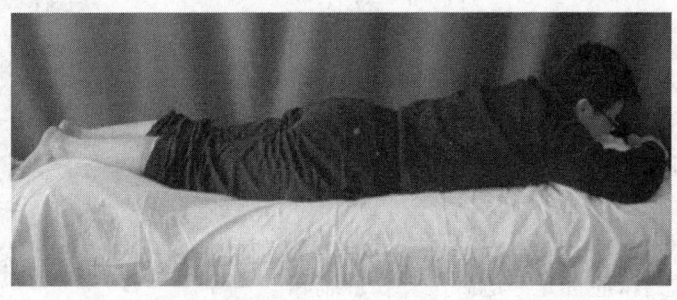

图 2-6 俯卧位

4. 仰靠坐位　适用于前头、面、颈、胸上部和上肢的部分腧穴,如上星、印堂、天突、肩髃、尺泽等穴(图 2-7)。

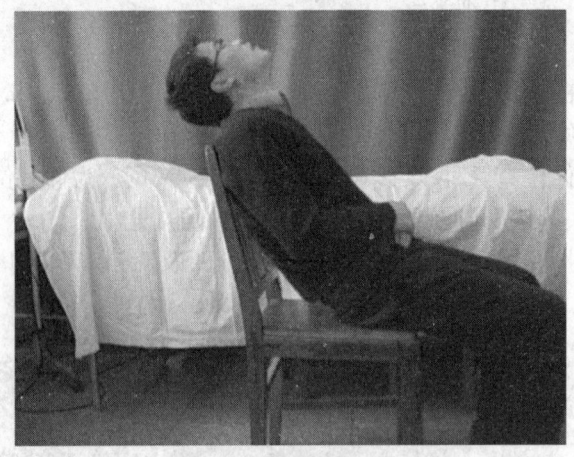

图 2-7　仰靠坐位

5. 侧伏坐位：适用于侧头、侧颈部的腧穴,如角孙、太阳、翳风、颊车、听会等穴(图 2-8)。

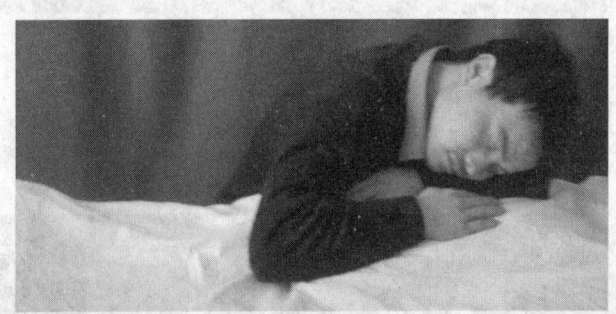

图 2-8　侧伏坐位

6. 俯伏坐位　适用于头顶、后头、项、肩、背部的腧穴,如百会、后顶、风府、大椎、天宗、背俞穴等穴(图 2-9)。

针刺时患者的体位选择是否适当,对于正确针刺操作以及防止意外情况发生都有很大影响,而且还关系到治疗效果的好坏。若患者因体位不适而改变体位者,还会引起弯针、折针、甚至于断针,给患者增加痛苦或发生意外事故。由于腧穴所处的位置前后左右各不相同,在可能的情况下应尽量选用一种体位,使所选取的穴位都能操作治疗。若必须采用两种不同体位时,应根据患者体质、病情等具体情况灵活掌握。凡体质虚弱、年老、精神过度紧张以及初诊的患者,应首先考虑卧位。在针刺和留针过程中应嘱患者切不可移动体位。

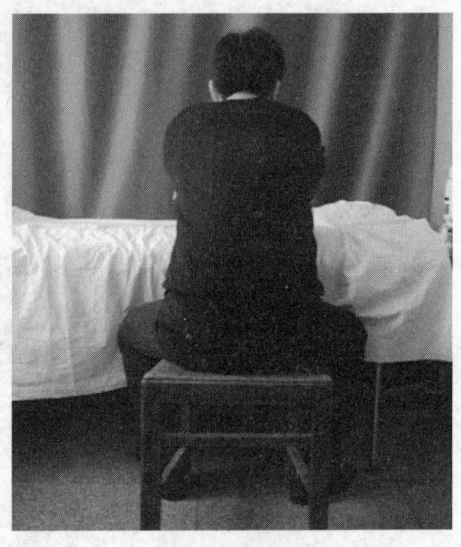

图 2-9　俯伏坐位

（四）消毒

毫针在针刺治疗前必须进行严格消毒,消毒包括针具及器械的消毒、医者手指及施术部位的消毒。

1. 针具及器械的消毒 如使用非一次性针具,在使用"84 消毒液"浸泡、清水清洗的基础上,可根据具体情况选择下列 1 种方法对其进行消毒,其中以高压蒸汽消毒法为佳,已被临床广泛采用。

(1) 高压蒸汽消毒:将浸泡好的毫针等器具用纱布包扎,或装在试管、针盒里,然后放在密闭的高压消毒锅内,一般在 $1.2 kg/cm^2$ 的压力,120℃高温下保持 15 分钟以上时间,即可达到消毒的目的。

(2) 煮沸消毒:将毫针、应用器械等针刺用具,用纱布包扎好放置于清水锅中,加热进行煮沸,待煮沸后再煮 15~20 分钟,也可达到消毒目的。此法简便易行,无需特殊设备,故比较常用,但对锋利的金属器械,容易使锋刃变钝。可在水中加入碳酸氢钠使之成为 2% 的溶液,以提高沸点至 120℃高温,即可减低沸水对器械的腐蚀作用。

(3) 药物消毒:将针具放在 75% 的乙醇内浸泡 30 分钟、取出擦干使用。玻璃器具等可放在 1:1000 的苯扎溴铵溶液内浸泡 60~120 分钟后应用。对某些传染病的病人用过的针具,必须另行处理,严格消毒后再用或弃之不用。对于所有病人,必须做到一穴一针,以防交叉感染。

针具的重复使用,虽然可以节约部分费用,但却存在交叉感染的可能性,因此目前临床多选用一次性针具取代重复消毒使用的针具。在使用过程中,凡直接与毫针接触的针盘、镊子等也必须进行消毒,对已消毒的毫针则必须放在消毒的针盘内。

2. 术者手指和腧穴部位的消毒

(1) 术者手指的消毒:术者的手在针刺前,必须先用肥皂水将手洗刷干净,待干后再用 75% 酒精(乙醇)棉球,或 0.5% 的碘伏棉球擦拭,然后方可持针施术。施术时医者应尽量避免手指直接接触针体,如必须接触针体时,可用消毒干棉球作间隔物,以保持针身无菌。

(2) 施术部位腧穴的消毒:即指在患者需要针刺的腧穴部位,用 75% 的乙醇棉球,或 0.5% 的碘伏棉球拭擦即可。在拭擦时应由腧穴部位的中心点向外绕圈擦拭。也可先用 2.5% 的碘酒棉球拭擦,然后再用 75% 乙醇棉球涂擦消毒,当腧穴消毒后,切忌接触污染物,以免腧穴部位被重新感染。

3. 术前准备 消毒毫针若干,75% 乙醇,2.5% 碘酊,消毒棉球,镊子等。

三、操作方法

（一）进针

进针法是指将针刺入皮肤的操作方法。要做到无痛或微痛进针。

进行针刺操作时,双手配合协同操作,常将左、右手分别称之为"刺手"和"押手"。

1. 刺手和押手 一般用右手持针操作,即用拇、食、中三指夹持针柄,拇指指腹与食指、中指之间指腹相对,其状如同持毛笔,故称之右手为"刺手";左手指爪切按压在所选刺腧穴的皮肤上或夹持针身,以辅助进针,故称之左手为"押手"。

刺手的主要作用是掌握针具及施行手法操作。进针时运指力于针尖,使针能够迅速、顺利地刺入皮肤;行针时要左右捻转、或上下提插和弹刮搓震,以及出针时的操作等。

押手的作用主要是固定腧穴所在的位置,并夹持针身协助刺手进针,从而使针身有所依附而保持垂直,力达针尖,便于进针,减少刺痛、协助调节和控制针感。

刺手和押手都十分重要,两手配合协同操作,才能减轻进针时的疼痛,便于施术操作。

2. 单手进针法　用一只手将针刺入穴位的方法叫单手进针法,即以其右手拇、食指夹持针柄,中指指端靠近穴位,指腹抵住针尖及针身下端,当拇、食指向下用力时,中指随之屈曲,将针尖迅速刺入皮肤。此法多应用于短针,并可与双手进针法中的指切进针法、提捏进针法、舒张进针法配合使用。此外,临床还有两种单手进针法。

(1) 夹持针柄进针法:即以右手拇、食、中三指的指腹夹持住针柄的下段,依靠腕关节的屈曲运动将针刺入穴位的方法。此法常用于0.5~1寸较短毫针的进针,可避免手指接触针身(图2-10)。

(2) 夹持针身进针法:即以右手拇、食二指的指腹夹持针身下端,露出少许针尖,进针时将针尖对准穴位,而后快速刺入,其后拇、食指沿针身上移夹持针身上段或针柄,将针徐徐刺向深层的方法(图2-11)。

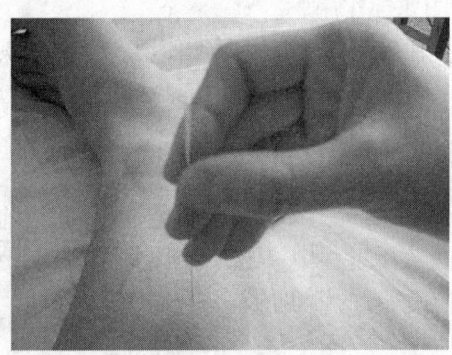

图2-10　夹持针柄进针法

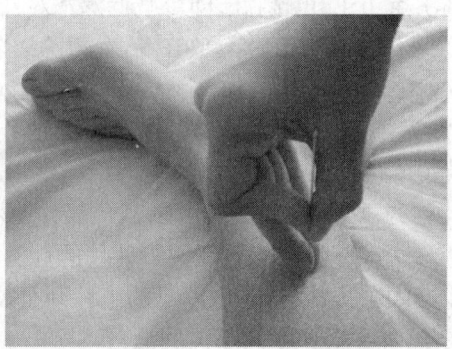

图2-11　夹持针身进针法

3. 双手进针法　双手进针法指左、右两只手互相配合将针刺入穴位的方法,常用的有以下4种方法:

(1) 指切进针法:即以左手拇指、或食指、或中指的爪甲切按在腧穴旁,以右手持针,紧靠指甲边缘将针刺入皮肤,此法适用于短针的进针(图2-12)。

(2) 夹持进针法:即以左手拇、食二指夹持消毒干棉球,用以夹住针身下端,露出针尖,并将针尖固定于针刺穴位的皮肤表面,以右手持针柄,使针身垂直,在右手指力下压的同时,左手拇、食两指也同时用力,这样两手协同将针刺入皮肤,此法适用于长针的进针(图2-13)。

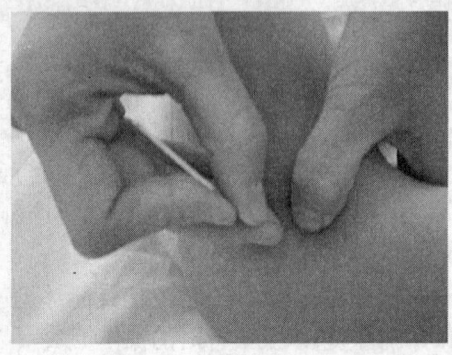

图2-12　指切进针法

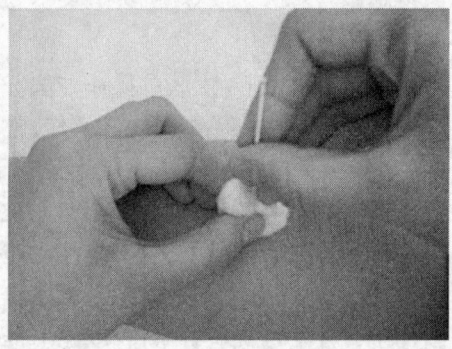

图2-13　夹持进针法

（3）提捏进针法：即先以左手拇指和食指将针刺部位的皮肤捏起，而后以右手持针从左手捏起部位的上端刺入，此法适用于皮肉浅薄部位的进针（图2-14）。

（4）舒张进针法：即以左手拇、食二指将所选刺腧穴部位的皮肤向两侧撑开绷紧，使针从左手拇、食二指的中间刺入，此法适用于皮肤松弛部位腧穴的进针（图2-15）。

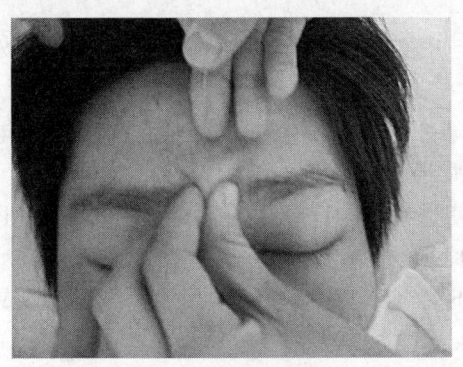
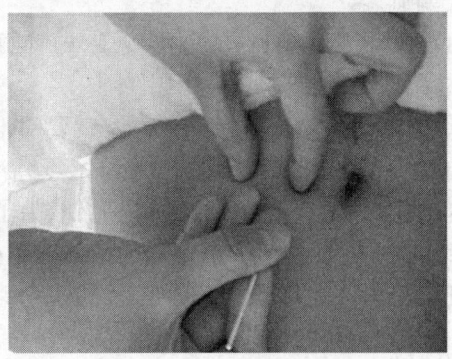

图2-14　提捏进针法　　　　　　　图2-15　舒张进针法

4. 管针进针法　即为了减少进针时的疼痛，可利用特制的针管（用不锈钢、玻璃或塑料等材料制成的针管）代替押手进针的一种方法。一般情况下针管比针短约5mm，针管直径为针柄的2~3倍，选平柄毫针装入针管之中，而后将针尖所在的一端置于穴位之上，用左手夹持针管，用右手食指或中指快速叩打针管上端露出的针柄尾端，以使针尖迅速刺入穴位，再退出针管，其后施行各种手法（图2-16）。

（二）针刺角度与方向及深度

在针刺操作过程中，正确掌握针刺的角度、方向、深度，是增强针感、提高疗效、防止意外事故发生的重要环节。临床上对所选取的腧穴的针刺方向、角度和深度，主要根据施术部位、病情需要、患者体质强弱以及形体胖瘦等具体情况灵活掌握。

1. 针刺的角度　是指进针时针身与所刺部位皮肤表面形成的夹角，其角度大小，主要根据腧穴所在部位的解剖特点和治疗目的要求而决定。一般分为直刺、斜刺和平刺3种（图2-17）。

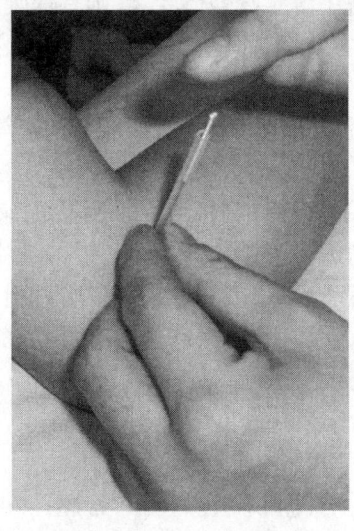
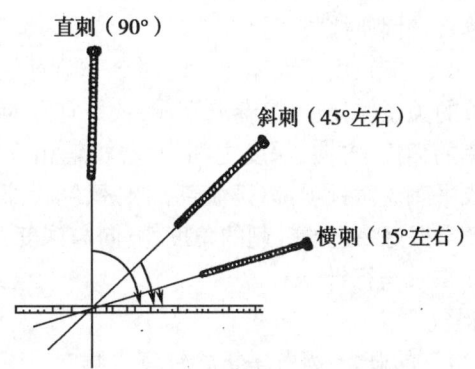

图2-16　管针进针法　　　　　　图2-17　针刺的角度

（1）直刺：即针身与皮肤呈90°角垂直刺入。适用于全身大多数的腧穴，尤其是肌肉较丰厚部位的腧穴，如四肢、腹部、腰部的穴位多用直刺。

（2）斜刺：即针身与皮肤呈45°角倾斜刺入。主要适用于骨骼边缘的腧穴，或内有重要脏器而不宜深刺的部位，或为避开血管及瘢痕部位而采用的一种针刺方法，如胸、背部的穴位多用斜刺。

（3）平刺：又称横刺，或称沿皮刺，即针身与皮肤呈15°角横向刺入，主要适用于皮肤浅薄处的腧穴，如头部的穴位多用平刺。

2. 针刺的方向　是指进针时针尖要对准某一方向或部位进行针刺。针刺的方向往往依经脉循行的方向、腧穴所在的部位特点和治疗所要求达到的组织及治疗效果而定。尤其后者是决定针刺方向的重要因素。此外，为了使进针后的针感达到病变所在的部位，正确掌握针刺方向具有重要意义。常见的针刺方向如下所述：

（1）经脉循行：即根据经脉循行方向，针刺时结合针刺补泻的需要，或顺经而刺，或逆经而刺，以达到补泻的目的。

（2）腧穴部位：即根据针刺腧穴所在部位的特点，针刺时为保证针刺的安全，某些穴位必须朝向某一特定的方向或部位。例如针刺哑门穴时，针尖应朝向下颌方向徐徐刺入；针刺廉泉穴时，针尖应朝向舌根方向徐徐刺入；针刺背部某些腧穴，针尖却要朝向脊柱方向刺入等。

（3）病变部位　即根据病情治疗的需要，为使针刺感应达到病变所在的部位，针刺时针尖应朝向病变所在部位，也就是说要达到"气至病所"的目的，同时采用行气手法时还须依病情决定针刺的方向。

3. 针刺的深度　针刺的深度是指针身刺入腧穴部位皮肉的深浅。一般腧穴常规针刺的深度，以既有针感又不伤及重要脏器为原则。每个腧穴针刺的深度标准，在各论中已有详述，但其并不是固定不变的，在运用时还须灵活掌握，即必须根据腧穴的部位和患者的病情、体质、年龄以及经脉循行的深浅、不同时令的变化等等灵活掌握。在此仅根据下列情况作原则性的介绍。

（1）体质：人的体型和体质有肥瘦强弱之分，气血有盈亏之别，针刺就应有深浅不同，故针刺时首先要观察患者的形态。一般体强形胖者宜深刺，体弱形瘦者应浅刺。

（2）年龄：对年老体弱和小儿娇嫩之体，则宜浅刺；中青年身强体壮者，则宜深刺。

（3）病情：一般来说，凡表证、阳证、虚证、新病者，宜浅刺；而里证、阴证、实证、久病者，宜深刺。

（4）腧穴部位：凡在头面和胸背等皮薄肉少部位的腧穴，针刺宜浅；四肢、臀、腹等肌肉丰满处的腧穴，针刺时则宜深。

（5）时令季节：由于人体与四时时令季节息息相关，因而针刺必须因时而异；针刺深浅与时令季节的关系，一般可按春夏宜浅，秋冬宜深的原则进行选择。

针刺的角度、方向、深度之间，有着相辅相成的关系。一般来说，深刺多用直刺，浅刺多用斜刺或平刺。对颈项部（延髓部）、眼区、胸背部腧穴，因穴位所在部位内有重要脏器，故尤其要注意掌握好一定的针刺的角度、方向与深度，以防发生医疗事故。

（三）得气与行针

1. 得气

（1）得气的概念：得气是指将针刺入腧穴后所产生的针刺感应。又称"针感"。也即通过施行捻转或提插等行针手法，使针刺腧穴部位产生特殊的感觉和反应，当这种经气感应产生时,医者手下会有沉紧或徐和的感觉;同时,患者也会在针刺部位出现相应的酸、麻、胀、重、痛等感觉,而且这种感觉可沿着一定的部位、或向着一定的方向扩散及传导。若无经气感应即不得气时,医者则感手下空虚无物,患者在相应部位亦无酸、麻、胀、重等感觉。正如《标幽赋》中所言:"气至也,如鱼吞钩饵之浮沉;气未至也,如闲处幽堂之深邃。"

(2) 得气的意义:针刺之所以能治病,其关键是一个"气"字。"气"在针刺治疗中具有重要意义,正如《灵枢·九针十二原》曰:"为刺之要,气至而有效,效之信,若风之吹云,明乎若见苍天,刺之道毕矣。"说明针刺必须得气,且得气与否直接关系到针刺疗效。一般来说,临床上得气较速者,疗效较好;得气较慢时,疗效则较差。得气的强弱,也因人、因病而异。一般急性疼痛、痹证、偏瘫等疾病,得气较强时效果较好;反之疗效较差。

(3) 影响得气的因素:临床上影响得气的因素很多,主要因素取决于两个方面:一是患者体质的强弱和病情的轻重,二是与医者取穴是否准确、以及针刺的方向、角度和深度是否恰当、施术手法是否正确密切相关。一般而言,患者体质强壮、经气旺盛、血气充盈者得气迅速,反之则得气迟缓,甚或不得气;医者取穴准确时则易于得气,反之则不易得气。另外,还应注意针刺的方向、角度和深度;若仍不能得气,可采用行针催气、或留针候气,或用温针,或加艾灸等等方法,以助经气来复,促使得气。

临床当针刺得气后,要注意守气,即守住针下经气,方可保持针感持久,才能使针刺对机体发挥较长时间的调整作用。

(4) 促使得气的方法:临床上为促使得气,提高疗效,医者还可采取多种方法促使气至。常用的方法有候气法、催气法及守气法几种:

1) 候气法:候气是指针刺后将针留置于所刺腧穴之内,安静地等待较长时间;其间亦可间歇地行针,施以提插、捻转等催气手法,直待气至。《针灸大成》曰:"用针之法,以候气为先。"当针刺不得气时,就应耐心地等待,做到静以久留,以气至为度。

2) 催气法:催气法是为促使得气而施行的各种手法,即指针刺腧穴后若不得气,可以均匀地进行捻转、提插,或摇动针柄,以及弹、循、刮等行针方法,激发经气,促其气至,统称为催气。

3) 守气法:正如《素问·宝命全形论》篇所说:"经气已至,慎守勿失"。因得气是临床取得疗效的关键,故一旦得气就必须谨慎地守护其气,防止其气散失,这就是我们所说的守气。此外,还应针对患者体质、病情的虚实状态,施以相应的针刺补泻手法。

2. 行针 行针,是指将针刺入腧穴后,为了促使得气和加强或调节针感而采取的操作手法,又名运针。临床常用的行针手法可分为基本手法和辅助手法两种。

(1) 基本手法

1) 提插法:反复地上下呈纵向运动行针。指力要均匀一致,保持针身垂直,不改变针刺角度、方向和深度。提插的幅度大、频率快则刺激量大,提插的幅度小、频率慢则刺激量小(图 2-18)。

2) 捻转法:以拇、食指末节的指腹夹持针柄,使针身在腧穴内反复前后来回地旋转行针。指力要均匀,频率要一致,角度要适当(180°~360°),不要单向捻针。捻转角度大、频率快则刺激量大,捻转角度小、频率慢则刺激量小(图 2-19)。

(2) 辅助手法:辅助手法是行针基本手法的补充,可促使针后得气。

1) 循法:以医者手指在所刺腧穴的四周或沿经脉的循行部位,进行轻揉徐和的循按(图 2-20)。

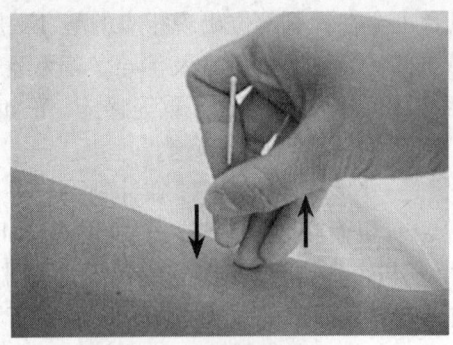

图 2-18 提插法

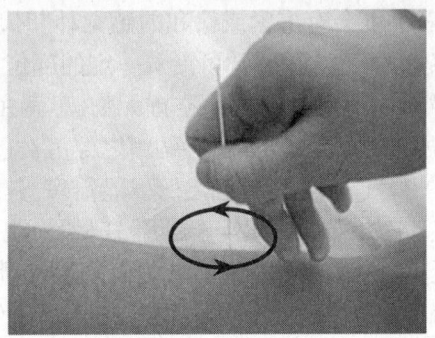

图 2-19 捻转法

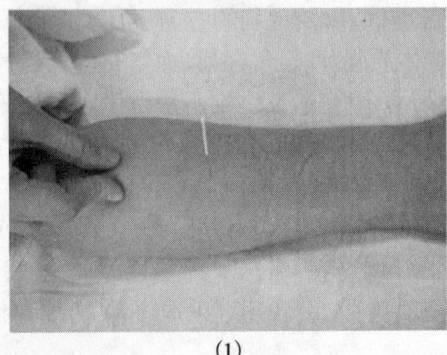

(1)

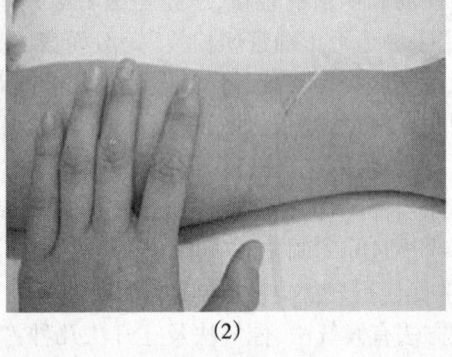

(2)

图 2-20 循法

2) 弹法:针刺后在留针过程中,以手指(食指或中指)轻轻叩弹针柄或针尾,使针体产生轻微的震动。应用于一些不宜作大幅度捻转的腧穴(图 2-21)。

3) 刮法:将针刺入腧穴一定深度后,用拇指或食指的指腹抵住针尾,用拇指、食指或中指的指甲,由下而上地频频刮动针柄,使针体发生震动。应用于一些不宜作大幅度捻转的腧穴(图 2-22)。

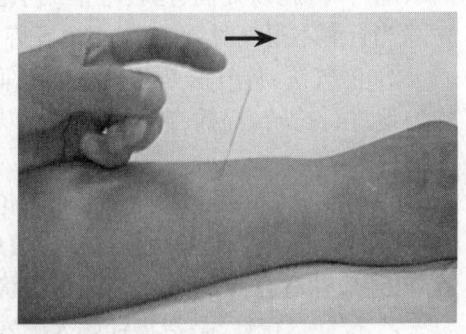

图 2-21 弹法

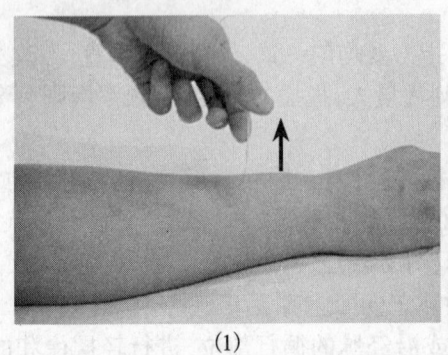

(1)

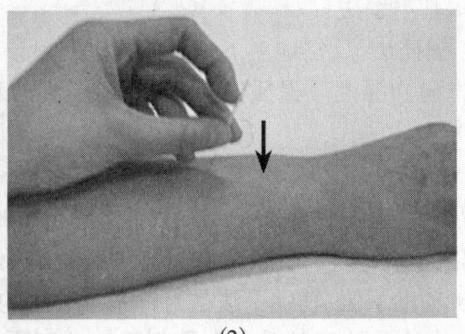

(2)

图 2-22 刮法

4）摇法：将针刺入腧穴一定深度后，右手持针柄，将针轻轻摇动。具体方式有二种：一是直立针身而摇以加强针感；二是卧倒针身，针尖指向病所，左右摇动，以使针感向一定方向传导。摇法应用于较为浅表部位的腧穴（图2-23）。

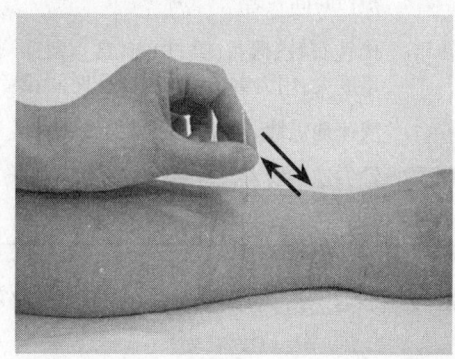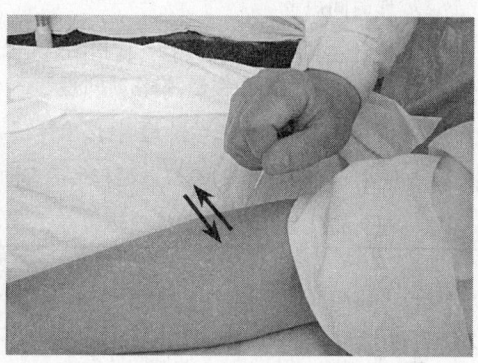

图2-23 摇法

5）搓法：将针刺入腧穴一定深度后，以右手拇、食、中三指持针柄作单向捻转，如搓线状，每搓2~3周或3~5周，且搓时应与提插法配合应用（图2-24）。

（四）毫针补泻手法

针刺补泻是根据《内经》："实则泻之，虚则补之"的理论而确立的两种不同的治疗原则和方法。凡是能鼓舞人体正气，使低下的功能恢复旺盛的方法称之为补法；凡是能疏泄病邪，使亢进的功能恢复正常的方法称之为泻法。针刺补泻是指通过针刺腧穴，并采用恰当的手法激发经

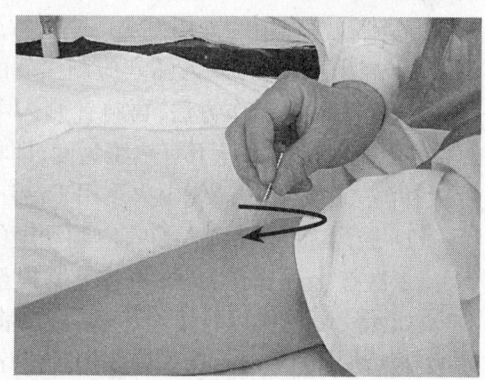

图2-24 搓法

气，以达补正气、疏泄病邪，从而调节人体脏腑经络功能，促使阴阳平衡而恢复健康的方法。古代医家在长期的医疗实践中，创造和总结出了许多的针刺补泻手法，临床常用的针刺补泻手法。

1. 单式补泻手法（表2-3）

（1）提插补泻法：针刺得气后，先浅后深，重插轻提，提插幅度小，频率慢，操作时间短者为补法；先深后浅，轻插重提，提插幅度大，频率快，操作时间长者为泻法。

（2）捻转补泻法：针刺得气后，捻针左转（拇指向前用力，食指向后），捻转角度小，用力轻，频率慢，操作时间短者为补法；捻针右转（拇指向后用力，食指向前）捻转角度大，用力重，频率快，操作时间长者为泻法。

（3）疾徐补泻法：缓慢地进针、插针，快速地退针、出针为补法；快速地进针、插针，缓慢地退针、出针为泻法。

（4）迎随补泻法：进针时针尖顺（随）着经脉循行去的方向刺入为补法；针尖逆（迎）着经脉循行来的方向刺入为泻法。

（5）平补平泻法：进针取得一定针感后，再予均匀地提插、捻转针，使就医者的针感轻重适宜，即可出针，用于临床虚实不明显的一般病证。

表 2-3 单式补泻手法

手法名称	补法	泻法
提插补泻	先浅后深,重插轻提,提插幅度小,频率慢,操作时间短者	先深后浅,轻插重提,提插幅度大,频率快,操作时间长者
捻转补泻	捻针左转(拇指向前用力,食指向后),捻转角度小,用力轻,频率慢,操作时间短者	捻针右转(拇指向后用力,食指向前)捻转角度大,用力重,频率快,操作时间长者
徐疾补泻	缓慢地进针、插针,快速地退针、出针	快速地进针、插针,缓慢地退针、出针
迎随补泻	进针时针尖顺(随)着经脉循行去的方向刺入	针尖逆(迎)着经脉循行来的方向刺入
平补平泻	进针得气后,均匀地提插捻转	

以上针刺补泻手法,临床上既可单独使用,也可结合使用。其中以平补平泻法最为常用,临床必须具体情况灵活掌握运用。

2. 复式补泻手法 复式补泻手法,是对单式补泻手法的综合运用,是由单式补泻手法进一步发展组合而成的手法。即将操作形式完全不同,而其基本作用相同的手法结合在一起,以达到补泻作用的操作方法。临床常用的有烧山火、透天凉两种方法。

(1) 烧山火:将针刺入腧穴应刺深度的上 1/3(天部),得气后行捻转补法(或紧按慢提九数)。依次按上述操作方法,再将针刺入中 1/3(人部)和下 1/3(地部),再慢慢地将针提到上 1/3,如此反复操作以针下有热感为度,即将针紧按至地部留针。在此操作过程中,也可配合呼吸补泻法中的补法。烧山火多用于治疗冷痹顽麻、虚寒性疾病等。

(2) 透天凉:将针刺入腧穴应刺深度的下 1/3(地部),得气后行捻转泻法(或紧提慢插六数)。依次按上述操作方法,再将针紧提至中 1/3(人部)和上 1/3(天部),将针缓慢地按至下 1/3。如此反复操作以针下有凉感为度,将针紧提至天部留针。在此操作过程中,也可配合呼吸补泻法中的泻法。透天凉多用于治疗热痹、急性痈肿等实热性疾病。

3. 影响针刺补泻效果的因素 针刺补泻的效果与机体功能状态有着密不可分的联系,同时与所取腧穴的性能和针刺手法也有密切关系。因此,影响针刺补泻效果的因素有以下三方面。

(1) 机体状态:人体在不同的病理状态下,针刺可以产生不同的调节作用,其补泻效果也不同。当机体处于虚弱状态呈虚证时,针刺可以起到补虚的作用;若机体处于邪盛状态而表现为实证、热证、瘀血等证的情况下,针刺又可以起到清热启闭的泻实作用。又如胃肠痉挛疼痛时,针刺不仅可以止痉而使疼痛缓解;同样胃肠蠕动缓慢而呈弛缓时,针刺又可以增强胃肠蠕动而使其功能恢复正常,故针刺具有双向的良性调节作用。由此可见针刺补虚泻实的效果,与机体正气的盛衰,即功能状态有着密切关系。

(2) 腧穴特性:腧穴的功能既有它的普遍性,有些腧穴又具有相对的特异性。如有些腧穴适宜于补虚,而有些腧穴适宜于泻实。例如关元、气海、足三里等穴具有强壮作用,多用于补虚;而水沟、曲池、十宣等具有清热、开窍的泻邪作用,多用于泻实。由此可见,针刺补泻的效果与腧穴的特性也有密切关系。

(3) 针刺手法:针刺手法是对机体不同虚实状态进行治疗的主要手段,也是取得不同效果的重要环节,手法操作是否准确得当,直接会影响到针刺补泻效果。为此,古今针灸医家在长期的医疗实践中创造和总结了许多针刺补泻手法,如上所述的各种单式、复式补泻手法,恰当运用于临床就能取得满意的补泻效果。

（五）留针

针刺施术后留针与否以及留针时间久暂,应视就医者体质、病情,腧穴位置等而定。在留针过程中可作间歇性行针,以增强和巩固疗效。

（六）出针（起针、退针）

以左手拇、食二指持消毒干棉球轻轻按压于针刺部位,右手执针作轻微的小幅度捻转,慢慢将针提至皮下,然后将针起出。随即用干棉球轻揉针孔,以防出血。若用徐疾补泻时,应按其具体操作要求出针。

四、异常情况的处理与预防

针刺治病,虽然比较安全,但如针刺手法使用不当,或犯禁忌,或操作不慎,或疏忽大意,或对人体解剖部位缺乏全面的认识了解等,都有可能出现一些不应有的异常情况,而一旦发生,就应立即妥善处理,否则轻者会给患者带来不必要的痛苦,甚至危及患者生命。因此,应随时严密观察患者的变化,加以预防。现将几种常见的针刺异常情况简述如下:

（一）晕针

患者在针刺过程中发生的晕厥现象,称为"晕针"。这是在针刺过程中极为常见的一种意外情况。

1. 原因　患者由于精神紧张、或体质虚弱、或过度劳累、饥饿,或大汗、大泻、大失血之后,或体位不适,或手法过重,或选穴过多等,均可导致针刺时或在留针过程中发生晕针现象。

2. 表现　患者突然出现精神萎倦、头晕目眩、面色苍白、心慌气短、冷汗出、血压下降、脉象沉细;严重者会出现神志昏迷、四肢厥冷、扑倒在地、唇甲青紫、二便失禁,脉微细欲绝。

3. 处理　立即停止针刺,将所刺之针全部迅速起出,将患者平卧,呈头低脚高体位,并松开衣带,注意保暖。轻者安静仰卧片刻,给予热糖水或温开水饮之,一般即可逐渐恢复。重者在上述处理的基础上,可选刺水沟、素髎、百会、内关、合谷、关元、涌泉、足三里等穴,亦可灸百会、气海、关元等穴,即可恢复。若仍人事不省、呼吸微弱、脉细弱者,可考虑配合其他治疗或采用急救措施。

4. 预防　做好预防,可避免晕针的发生。如初次接受针灸治疗和精神紧张者,应先做好解释工作,以消除患者疑虑;对体质较弱的患者,尽量采取卧位,并选择病人感觉舒适自然且能持久的体位进行针刺;同时取穴不宜过多,手法不宜过重;对于饥饿、过度疲劳者,应待其进食、体力恢复后再行针刺。医者在治疗施术过程中,应全神贯注,集中思想,密切观察患者的神态变化,随时询问其感觉。一旦发现晕针,要立即处理。

（二）滞针

滞针是指在行针时或留针后医者感觉针下涩滞,捻转、提插、出针均感困难,而患者则感觉剧痛的现象,称为滞针。

1. 原因　患者精神过于紧张,或当针刺入腧穴后,患者局部肌肉强烈收缩,或因病痛、患者改变体位,或医者行针手法不当,或单一方向捻针,以致肌肉纤维缠绕针体而成滞针。若留针时间过长,有时也可出现滞针现象。

2. 表现　针在体内,捻转不动,提插、出针均感困难,若勉强捻转、提插时,则患者痛不可忍。

3. 处理　若因患者精神紧张,或肌肉痉挛而引起的滞针,可嘱其精神放松,不要紧张,同时医者用手指在滞针邻近部位作循按动作,或弹动针柄,或在附近再刺一针,以宣散气血、从而缓解肌肉痉挛。若因单向捻转而致者,须向相反方向将针捻回即可。

4. 预防 对于初诊患者及精神紧张者,要做好解释工作,消除患者顾虑。行针时手法宜轻巧,捻转角度不宜过大,切不可单方向捻针,以免造成肌纤维缠绕针身而成滞针;若用搓法时,应注意与提插法的配合,则可避免肌纤维缠绕针身,从而防止滞针的发生。

(三) 弯针

弯针是指进针时或将针刺入腧穴后,针身在体内形成弯曲的现象,称为弯针。

1. 原因 医者进针时的手法不熟练,用力过猛过速;或因针柄受外力碰击;或因患者体位不适,在留针时不自主地改变了体位;或针下碰到较坚硬组织;或因滞针处理不当等而造成弯针。

2. 表现 针柄改变了进针或刺入留针时的方向和角度,并伴见提插、捻转和出针困难,而患者感到疼痛。

3. 处理 一旦出现弯针后,便不得再行提插、捻转等针刺手法。如系轻度弯曲,可按一般出针法,顺势将针慢慢地退出。若针身弯曲较大,应注意弯曲的方向,顺着弯曲方向徐徐将针退出。如弯曲不止一处、须视针柄扭转倾斜的方向,逐渐分段分次将针退出,切勿急拔猛抽,以防断针,造成伤害。如患者系体位改变,则应嘱患者恢复原来体位,使局部肌肉放松,再行将退针。

4. 预防 要求医者施术手法熟练,指力轻巧,进针时避免用力过猛、过速。患者的体位要舒适,留针期间嘱其不得随意变动体位。针刺部位和针柄不得受外物碰压。

(四) 断针

断针是指针体折断在人体内,称为断针,又称折针。只要在施术前做好针具的检修和施术时加以应有的注意,一般是可以避免的。

1. 原因 断针现象多由针具质量欠佳及针身、或针根有剥蚀损伤,或术前失于检查修理;或针刺时将针身全部刺入,行针时又大力提插、捻转,以致肌肉强力收缩;或留针时患者体位随意改动;或遇弯针、滞针情况未及时正确的处理,并强力抽拔;或外物碰压,均可出现断针。

2. 表现 行针时或出针后发现针身折断,或部分针体浮露于皮肤之外,或全部没于皮肤之下。

3. 处理 一旦出现断针,医者必须镇静,不得慌乱,并嘱患者不要惊慌,保持原有体位,以防残端进一步向深层陷入。若折断处针体尚有部分露于皮肤之外,可用镊子等器械钳出。若折断针身的残端与皮肤相平或稍低,而尚可见到残端时,医者可用左手拇、食两指在针旁按压局部皮肤,使残端露出皮肤之外,随即用右手持镊子等器械将针拔出。若折断部分全部陷入皮下,则须在 X 线下定位,施行外科手术取出。

4. 预防 针刺前必须认真、仔细检查针具,对不符合要求的针具要剔除禁用;选针时长度必须比准备刺入的深度长一些,且针刺时切勿将针全部刺入,应留部分在体外,同时避免过强、过猛的行针。在进针、行针过程中,如发现弯针时,应立即出针,不可强行将针刺入。对滞针和弯针应及时处理,不可强行硬拔,从而造成断针。

(五) 出血与血肿

出血与血肿是指针刺部位出现的皮下出血而引起肿痛的现象,称为血肿;若血液流出于体外,则称为出血。

1. 原因 针尖弯曲带钩,或针尖过于锋利,使皮内受损,或刺伤血管,或出针时未按压针孔所致。

2. 表现 出针后,针刺部位有血液流出,或局部出现肿胀疼痛,继则皮肤呈现青紫色。

3. 处理 若出针后针刺部位有出血,可用消毒干棉球压迫止血;若微量的皮下出血而出现局部小块青紫,此时一般不必处理,数日即可自行消退。若局部肿胀疼痛较剧,青紫面积大而且影响到活动功能时,可先行冷敷止血,次日即 24 小时后再行热敷,即可促使局部瘀血消散吸收。

4. 预防 认真仔细检查针具,学会并掌握人体解剖部位,进针时避开血管针刺。针刺时手法不宜过重,切忌强力捣针,并嘱患者不可随意变动体位。出针时立即用消毒干棉球揉按压迫针孔即可避免。

（六）重要脏器损伤

针刺过程中,由于对解剖部位不熟悉、针刺手法使用不当,有时会损伤重要脏器,严重者甚至造成死亡。

1. 原因 主要是对解剖部位不熟悉、针刺手法使用不当,如针刺胸部、背部、锁骨附近和肩井等穴时,进针过深、反复提插捻转、或留针过程中针尖划破肺脏,使空气进入胸膜腔内,从而造成气胸;针刺胸部、腹部穴位时,在相应脏器部位(心、肝、脾、肾等),针刺过深,手法使用不正确;或内脏有病变(如肝脾肿大等)也会造成内脏出血。

2. 表现 损伤不同脏器,会出现不同的表现。损伤肺脏出现气胸,表现为针刺后出现胸痛、胸闷、心慌、呼吸不畅、严重者呼吸困难、心跳加速、紫绀、出汗、虚脱、血压下降、休克等,症状的轻重与漏入胸膜腔的气体多少和气胸性质密切相关。若进入的气体越多则症状越重;若为张力性气胸,气体随呼吸逐渐进入胸膜腔,症状逐渐加重,有时可很快造成死亡。若刺伤肝脾造成出血,可见肝脾区疼痛,有时向背部放射;刺伤肾脏造成出血,可见腰痛、肾区压痛及叩击痛、并可见血尿;各内脏器官的出血,严重时均可导致血压下降,甚至休克的发生,如抢救不及时则可能造成死亡。

3. 处理 如是气胸,进入胸膜腔的气体不多,症状较轻,而且创口已闭合者,一般则可待其自行吸收,同时病人即取半卧位休息,并给予对症处理;反之,进入胸膜腔的气体较多,症状严重时,应作对应处理,如胸腔穿刺抽气减压等等治疗和抢救。若为其他内脏损伤出血,损伤较轻、症状较轻、出血量少者,一般经卧床休息,均可自愈;若有明显的出血征象,应密切观察病情、血压的变化,同时使用止血药或局部冷敷压迫止血;若病情严重且有明显腹膜刺激征,血压下降,甚至休克时,应立即采取急救措施,包括外科手术等。

4. 预防 为了避免针刺时损伤脏器组织,医者首先应集中精神,并要学会穴位的解剖,掌握各个穴位深层有何重要脏器,针刺的深度、角度、方向与脏器、组织之间的关系;其次是针刺前应详细检查患者有无内脏器官肿大、尿潴留等病理改变,以便能更好地掌握针刺的角度、方向、深度;另外,在针刺背部、胁肋部、胸腹部穴位时,尤其是剑突下、两胁、肾区的腧穴,一般则不宜直刺、深刺,而应严格按应刺深度、角度操作,并根据患者体形的胖瘦、年龄的大小及脏器的病理改变等情况而灵活掌握。对那些进食过饱、有肠胀气、尿潴留的患者,其相应部位也不宜深刺。

五、针刺注意事项

由于机体生理功能状态、病理变化和生活环境条件等因素各不相同,故在针刺治疗时,应注意以下几个方面的情况。

1. 患者处在过于饥饿、或疲劳、或精神过度紧张时,不宜立即进行针刺。对于气虚血亏的患者,针刺时手法也不宜过强,并应尽量选用卧位进行治疗。

2. 妇女怀孕 3 个月以内者,切不可针刺其小腹部的腧穴,以免造成流产。若怀孕 3 个月以上者,其腹部、腰骶部腧穴也不宜针刺。对于三阴交、合谷、昆仑、至阴等一些通经活血的腧穴,因其可引起子宫收缩,在怀孕期也应予禁刺。另外,妇女行经期,若非为了调经,亦不宜进行针刺。

3. 小儿囟门未闭合时,头顶部的腧穴不宜针刺。

4. 对常有自发性出血、或损伤后出血不止者,不宜针刺。

5. 机体皮肤有感染、溃疡、瘢痕或肿瘤的部位,不宜针刺。

6. 对一些特殊部位的腧穴,如胸、胁、腰、背等脏腑所居之处和头颈部(如延髓所在部)的腧穴,不宜直刺、深刺,以防止对重要脏器的刺伤;对肝脾肿大、心脏扩大、肺气肿等患者更应特别注意,这里概括归纳为以下几点:

(1) 针刺眼区的腧穴,要掌握一定的角度、深度,而且不宜大幅度提插捻转和长时间留针,以防刺伤眼球和出血。

(2) 对针刺胸、背、腋、胁、缺盆等部位的腧穴,禁止直刺、深刺,以免伤及心肺等脏器,尤其对肺气肿患者,更需谨慎,以防止发生气胸。轻者出现胸痛、胸闷、心慌、气短、呼吸不畅,严重者有呼吸困难、心跳加快、紫绀、汗出和血压下降等休克现象。而有的病例,针刺当时并无明显异常现象,隔几小时后,才逐渐出现胸痛、胸闷、呼吸困难等症状,对此应及时采取治疗措施。因此,术者在进行针刺治疗过程中,精神必须高度集中,令患者选择舒适体位,严格掌握进针的深度、角度,以防止意外事故的发生。

(3) 对两胁及肾区的腧穴,禁止直刺和深刺,以防刺伤肝、脾、肾脏,尤其对有肝脾肿大的患者,更应该注意。

(4) 对患有胃溃疡、肠粘连、肠梗阻的病人的腹部和尿潴留病人的耻骨联合区,在针刺这些小腹部腧穴时,也应掌握适当的针刺方向、角度、深度等,以免误伤膀胱等器官,出现意外的事故,引起不良后果。

(5) 对针刺项部如风府、哑门等穴、以及背部正中第一腰椎以上的腧穴,进针时要注意掌握一定的角度及深度,更不宜大幅度地提插、捻转和长时间地留针,以免伤及重要组织器官;若针刺时进针的角度和深度不当,可以误伤延脑和脊髓,引起严重后果。针刺这些部位的穴位时,进针时宜徐缓,并随时询问患者,若针到一定的深度,患者出现触电感向四肢或全身放射时,应立即退针,切忌捣针,防止发生严重后果。

7. 注意针刺顺序。进针时一般是先上后下、先阳后阴,出针时一般是先下后上、先阴后阳。

第二节　推　拿　手　法

手法是通过一定手法按照特定的技巧动作作用于人体体表,用于保健和防病治病为目的的一种特殊技能方法。一般多用手操作为主,但也可用身体的臂、肘、腕、膝、足等部位进行操作,或者借助一定的器具。

手法是推拿的关键技能,其熟练程度及恰当的运用,是取得效果的关键。因此,手法的基本要求是:持久、有力、均匀、柔和、深透。

持久:手法能按照操作要求持续运用一定时间而技术动作不走样。

有力:手法根据病情的要求具有适当的力度,不能浮飘或重滞,是一种巧力。

均匀:手法的动作有节律性,速度、幅度、力度均匀一致,连绵不断。

柔和:手法的动作稳健灵活,力量沉稳缓和,刚柔相济不生硬粗暴。

深透:手法作用深透到病情和处方需要的层次,不能太过或不及。

各种手法均要求心身放松地做到"沉肩、垂肘、悬腕、掌虚、指实,紧推慢移。"要熟练在临床上灵活运用,必须经过一段时间的练习和临证实践,才能由生疏到熟练,由拙到巧,进而达到得心应手,运用自如,做到"一旦临证,机触于外,巧生于内,手随心转,法从手出"。(《医宗金鉴·正骨心法要旨》)

(一) 单式手法

1. 一指禅推法 以拇指端或其螺纹面着力于施术部,由前臂的主动左右摆动,使产生的力通过拇指持续不断的作用于一定的部位或腧穴上,称为一指禅推法。本法特点是接触面积小,深透度大,可用于全身各部位和腧穴。

【动作要领】

(1) 拇指自然伸直,余四指呈半握拳状,拇指盖住拳眼,以拇指端或螺纹面着力于施术部位或腧穴上,腕部放松,指实掌虚。

(2) 上肢肌肉放松,沉肩、垂肘、悬腕,肘关节略低于手腕,以肘部为支点,前臂主动左右摆动,带动腕关节和拇指节律性地摆动,紧推慢移,使产生的力持续的通过拇指作用于施术部(图 2-25)。

【注意事项】

(1) 姿势端正,心平气和,凝神聚气,自然呼吸。

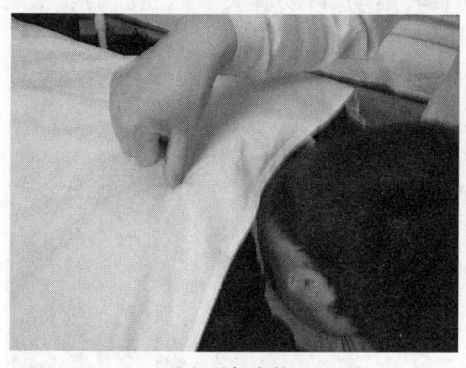

(1)预备姿势

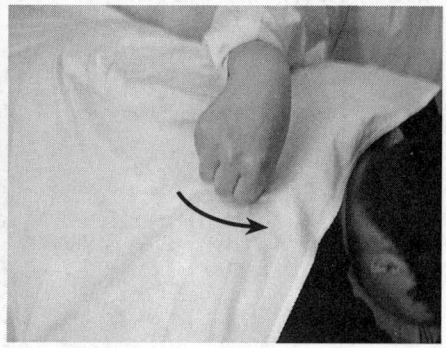

(2)桡侧摆

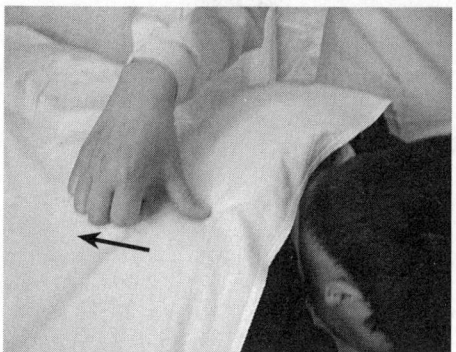

(3)尺侧摆

图 2-25 一指禅推法

(2) 沉肩、垂肘、悬腕、指实掌虚，紧推慢移。沉肩，是指肩关节放松，肩胛骨自然下移，不要耸肩用力；垂肘，肘部下垂略低于腕部，肘部不要外翘；悬腕，腕关节屈曲约90°，如悬吊状，腕部放松，不要用力；指实掌虚，拇指自然伸直，余指呈半握拳状，操作时产生的力聚于拇指，余指虚不受力，拇指自然下压进行操作；紧推慢移，腕部和拇指随前臂的左右摆动频率快，而拇指端或其螺纹面在着力部的移动较慢，拇指不要摩擦移动或滑动。

(3) 以肘关节为支点，前臂主动地左右摆动，带动腕部和拇指往返摆动，手法频率分钟120~160次。

【临床应用】

本法具有舒筋活络，调和营卫，健脾和胃的作用。常在头面、胸腹及四肢部操作。临床多用于冠心病、胃痛、头痛、颈椎病、关节炎、近视、面瘫、月经不调等病证。

2. 㨰法　以手背偏尺处着力于施术部进行连续的滚动，称为㨰法。本法特点是接触面较大，刺激平和，安全舒适，易于被人接受。

【动作要领】

(1) 拇指自然伸直，小指、无名指的掌指关节屈曲约90°，余四指屈曲的角度依次增大，腕关节屈曲，使手背部尺侧第五掌指关节处着力于施术部。

(2) 肘关节微屈，以肘部为支点，前臂主动旋转运动，带动腕关节做伸屈的联袂运动，使手背偏尺侧处在施术部位上进行连续不断的滚动。手法频率每分钟120~160次（图2-26）。

【注意事项】

(1) 肩和腕关节放松，不要用力。手法着力处要紧贴体表，操作时不可拖动、跳动和辗动。在滚动频率不变的情况下，于施术部位上慢慢移动。

(2) 肘关节微屈，以肘部为支点，前臂主动旋转运动，带动腕关节做屈曲的联袂运动，动

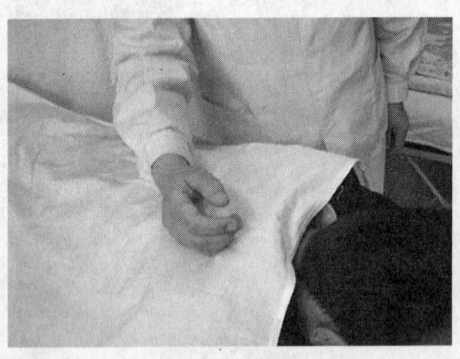

(1)预备姿势

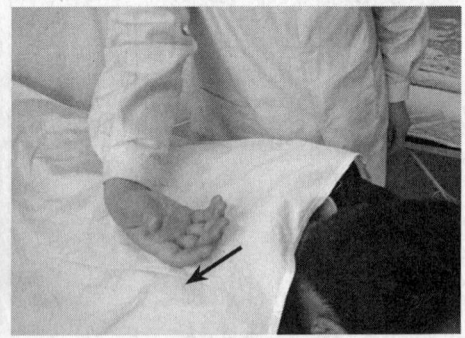

(2)腕部屈

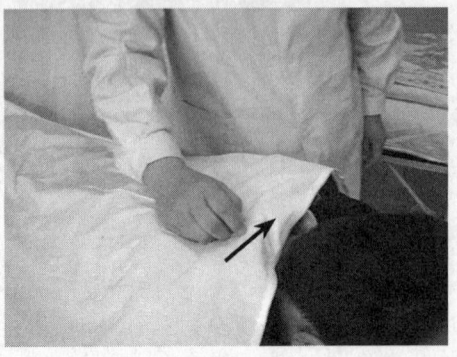

(3)腕部伸

图 2-26　㨰法

作要协调而有节律,压力、频率要均匀一致。

【临床应用】

本法具有舒筋活血,松解粘连,解痉止痛的作用。常在项、肩背、腰臀和四肢等肌肉较丰厚部操作。临床多用于颈椎病、肩周炎、腰椎间盘突出症、各种运动损伤、疲劳症、偏瘫、截瘫等多种疾病,也是常用的保健推拿手法之一。

3. 揉法　以掌、指的某一处着力于施术部作轻柔灵活的左右或环旋揉动,称为揉法。本法的特点是轻柔缓和、刺激量小,可用于全身各部位。

【动作要领】

(1) 大鱼际揉法:以手掌大鱼际处着力于施术部,沉肩、屈肘、肘部外翘,腕关节放松,呈略背伸或水平状,以肘关节为支点,前臂主动运动,带动腕关节作左右摆动,使大鱼际在施术部进行轻柔灵活的揉动,手法频率为每分钟 120~160 次。

(2) 掌根揉法:肘关节微屈,腕关节放松略背伸,手指自然伸直,以掌根部着力于施术部,以肘关节为支点,前臂主动运动,带动腕掌做小幅度的环旋运动使掌根部在施术部进行柔和的连续不断的旋转揉动,手法频率为每分钟 120~160 次。

(3) 拇指揉法:以拇指螺纹面着力于施术部,余四指置放于合适的位置以助力,腕关节微屈或伸直,以腕关节为支点,拇指主动环转运动,使拇指螺纹面在施术部做连续不断的旋转揉动,手法频率为每分钟 120~160 次。

(4) 中指揉法:中指指间关节伸直,掌指关节微屈,以中指螺纹面着力于施术部,以肘关节为支点,前臂主动运动,带动腕关节使中指螺纹面在施术部作轻柔灵活的小幅度的环旋揉动,手法频率为每分钟 120~160 次。为加强揉动的力量,可以用食指螺纹面压在中指远侧指间关节背侧进行操作(图 2-27)。

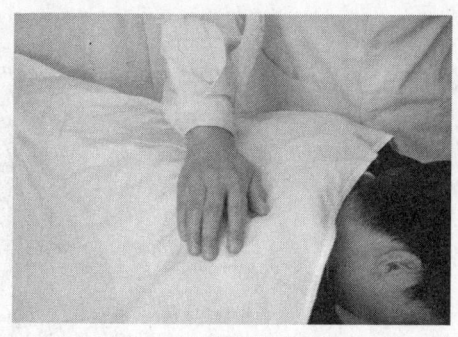
(1) 大鱼际揉法

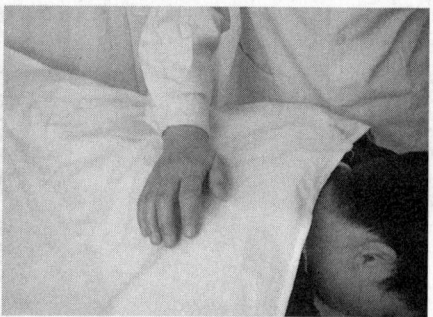
(2) 掌根揉法

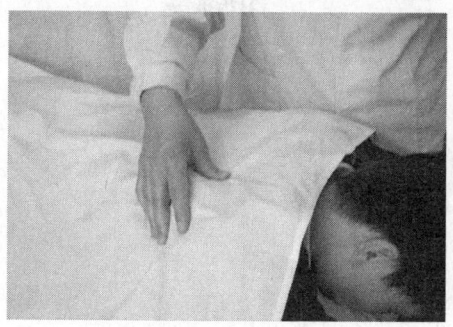
(3) 拇指揉法

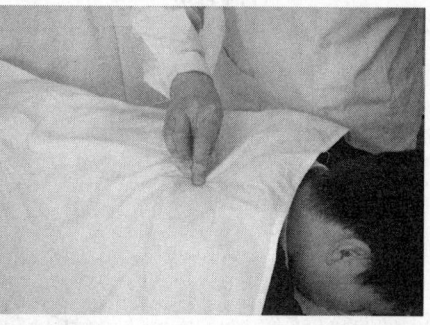
(4) 中指揉法

图 2-27 揉法

【注意事项】

(1) 操作时压力要轻柔适中,揉动时要带动皮下组织一起运动,不可在体表形成摩擦运动,动作要协调而有节律性。

(2) 大鱼际、掌根、中指揉法均以肘部为支点,腕关节放松,前臂主动运动,带动腕、掌、中指做左右或环旋运动;拇指揉法以腕关节为支点,拇指主动做环旋运动。

【临床应用】

本法具有消导积滞,宽胸理气,消肿止痛,活血祛瘀的作用。指揉法常在头面部及全身腧穴操作;大鱼际揉法常在腹部、面部、颈项部及四肢部操作;掌根揉法常在背、腰、臀及躯干部操作。临床多用于胃脘痛、泄泻、便秘、癃闭、软组织扭挫伤、头痛、颈椎病、小儿斜颈、小儿遗尿、近视、骨折术的康复、疲劳症等多种病证。

4. 推法　以掌、指、肘着力于施术部作单方向的直线推动,称为推法,又名平推法。本法特点是压力较大,刺激量适中,可用于全身各部位。

【动作要领】

(1) 掌推法:以掌根处着力于施术部,腕关节背伸,肘关节伸直。以肩关节为支点,上臂主动施力,使掌根部向前作单方向直线推进。

(2) 指推法:以拇指端着力于施术部,余四指置放于相应的位置以固定助力,腕关节略屈,拇指及腕部主动施力,做短距离单方向直线推进。推法还可用食、中、无名指并拢,以其指端部或螺纹面着力于施术部进行操作,称为三指推法。

(3) 肘推法:屈肘,用尺骨鹰嘴突起处着力于施术部,以肩关节为支点,上臂和前臂主动施力,使尺骨鹰嘴突起处(肘尖)向前作单方向直线推进。也可以用另一侧手掌扶握住屈肘侧拳顶以助力,其运动方向向后作直线拉推(图 2-28)。

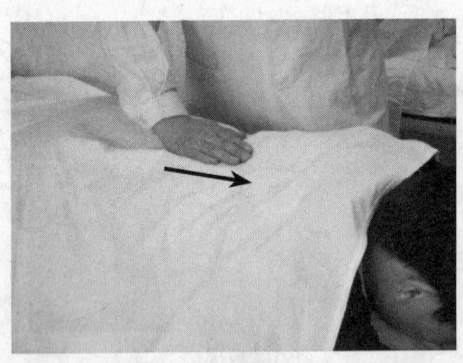

(1)掌推法

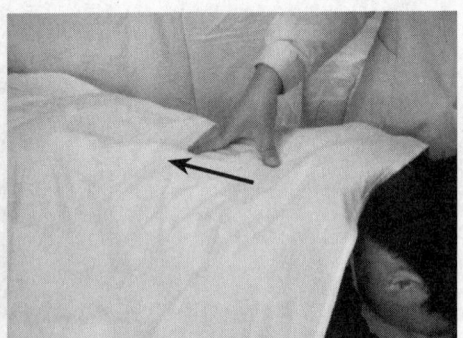

(2)指推法

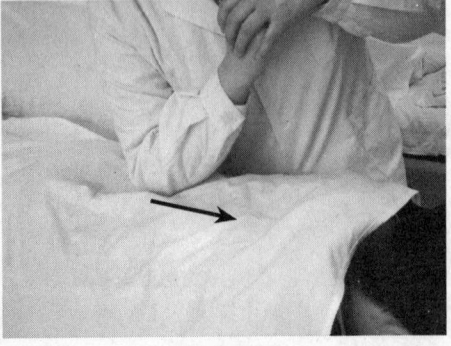

(3)肘推法

图 2-28　推法

【注意事项】

(1) 着力处要紧压在施术部,推进的速度宜缓慢均匀,压力要平稳,只能作单方向直线推进。

(2) 不能推破皮肤。可使用滑石粉等介质以免损伤皮肤。

【临床应用】

本法具有舒筋活络,消肿散结,活血祛瘀的作用。指推法常在面部、项部、手部和足部或局部腧穴上操作;掌推法常在背腰部、胸腹部及四肢部操作;肘推法常在背部脊柱两侧及股后侧操作。临床多用于外感发热、头痛、高血压病、失眠、腹胀、便秘、食积、癃闭、腰腿痛、腰背筋膜炎、风湿痹痛、感觉迟钝等病证。

5. 擦法　以掌或大小鱼际着力于施术部作快速的直线往返擦动,称为擦法。本法特点是柔和舒适,温热刺激,可用于全身各部位。

【动作要领】

(1) 用手掌或大鱼际或小鱼际着力于施术部,腕关节伸直,前臂与手背面接近水平,五指自然伸开。

(2) 肩关节为支点,上臂主动运动,带动掌指面或大、小鱼际作前后或上下方向的快速直线往返连续擦动(图 2-29)。

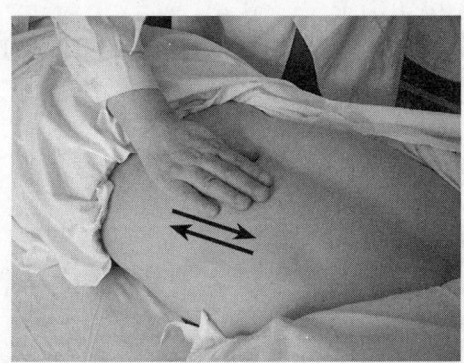 (1)掌擦法

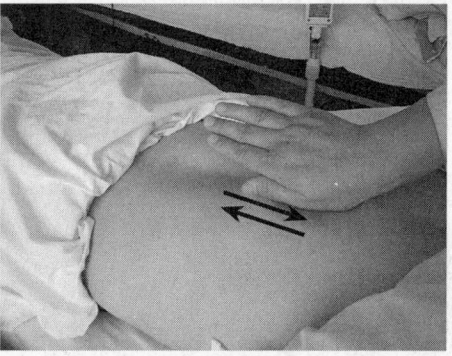 (2)大鱼际擦法

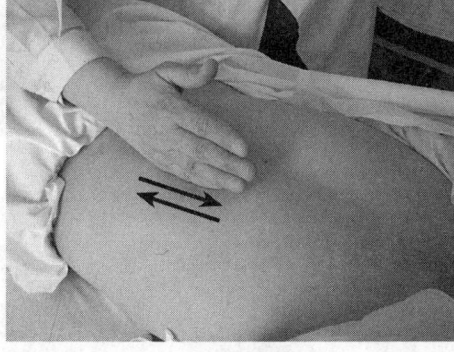 (3)小鱼际擦法

图 2-29　擦法

【注意事项】

(1) 手掌或大、小鱼际要紧贴施术部,防止擦动时出现时浮时滞的现象;掌下的压力不宜太大,如压力过大,操作时则手法重滞,并容易擦破皮肤。

(2) 擦动时要直线往返运动,往返的距离要尽量拉大,力量要均匀稳当,动作要连绵不断,呼吸自然,不可屏气。

（3）擦法产生的热量以透热为度。即术者在操作时感觉手掌擦动所产生的热已渐渐进入受术者的体内。透热后方可结束手法操作。

【临床应用】

本法具有温经通络，行气活血，消肿止痛，健脾和胃的作用。本法常在胸腹部、两胁部、背部和四肢部操作。临床多用于外感风寒、风湿痹痛、寒性胃脘痛、腰腿冷痛、小腹冷痛，月经不调及外伤肿痛的病证。

6. 按法　以掌、指、肘着力于施术部，有节律性的向下按压，称为按法。本法特点是沉实有力，舒缓自然。

【动作要领】

（1）拇指按法：以拇指端或螺纹面着力于施术部，余四指张开置放于相应位置以固定助力，腕关节悬屈，以腕关节为支点，掌指部主动施力，垂直向下按压施术部，当按压之力达到所需要求后，"按而留之"稍停片刻，然后掌指松动撤力，再重复上述操作，按压动作既平稳又有节奏性。

（2）掌按法：以单手掌面或一手掌面叠压在另一手背上着力于施术部，以肩关节为支点，上身前倾，双足跟略离开地面，利用身体上半部的重量，由上臂、前臂及腕关节传至手掌部，垂直向下按压，施力原则同指按法。

（3）肘按法：屈肘，以肘关节的尺骨鹰嘴部着力于施术部，用身体上半部的重量或上臂和前臂主动施力，进行节律性的按压，施力原则同指按法（图2-30）。

【注意事项】

（1）操作时着力处要紧压在施术部，不可移动。

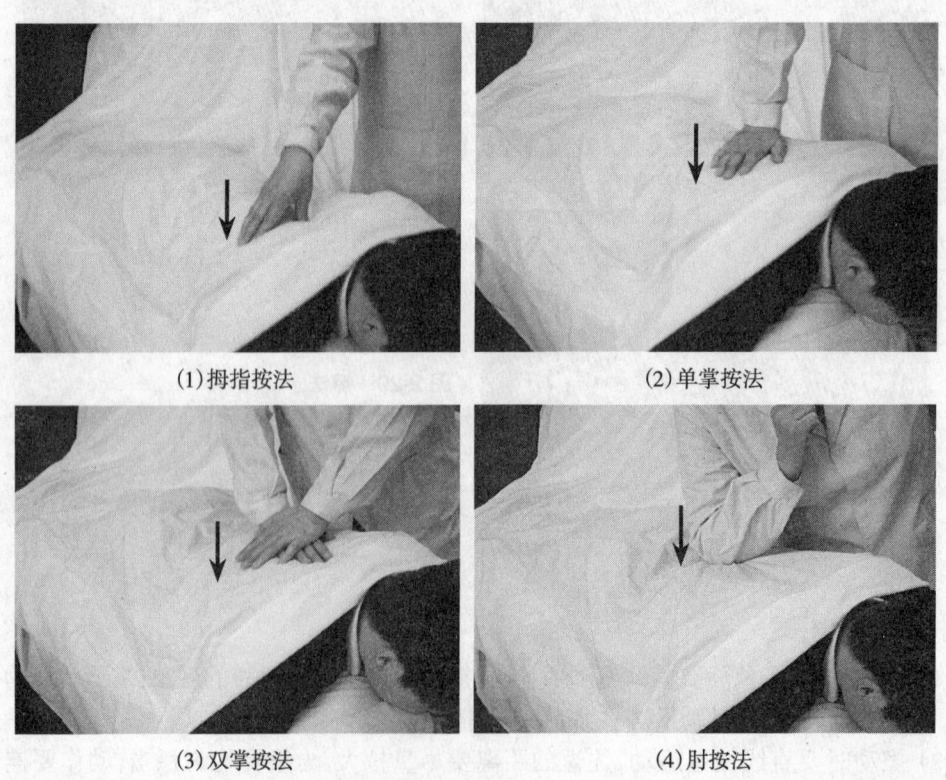

（1）拇指按法　　　　　　　　　　　　（2）单掌按法

（3）双掌按法　　　　　　　　　　　　（4）肘按法

图2-30　按法

（2）按压施力的原则是由轻到重，再由重到轻，总的过程是轻→重→轻。不可用蛮力或暴力，以免造成骨折。

（3）手法操作要有节律性。

【临床应用】

本法具有舒筋通络，活血止痛，开闭通塞的作用。指按法常在面部或肢体腧穴操作；掌按法常在背腰部、下肢后侧、胸部及上肢部操作；肘按法常在背腰部和下肢后侧操作。临床多用于腰背部筋膜炎、颈椎病、肩周炎、腰椎间盘突出症、感冒、高血压病、糖尿病、偏瘫等多种病证。

7. 点法 以指端或关节突起处着力于施术部持续点压，称为点法。本法特点是接触面小，刺激量大。

【动作要领】

（1）指点法：手握空拳，拇指伸直其指腹紧贴于食指中节桡侧，悬腕，以拇指端着力于施术部，前臂与拇指主动施力，进行持续点压。

指点法亦可用中指端及拇指、食指的指间关节背侧进行点压，其名依次为中指点法、屈拇指点法、屈食指点法。

（2）肘点法：屈肘，以尺骨鹰嘴突起处着力于施术部，以肩关节为支点，用身体上半部的重量由上臂传至肘部，进行持续点压。

肘点法与肘按法及肘压法的区别在于：肘点法是以肘尖部着力，接触面积小，刺激力度强；肘压法多用肘部的尺骨上段着力，接触面积相对较大，刺激力度则相对较弱；肘按法则是以肘尖或肘部的尺骨上段着力，操作时具有缓慢的节奏性，而不是持续下压（图2-31）。

点法还可借助器具来操作，如牛角、点穴棒。

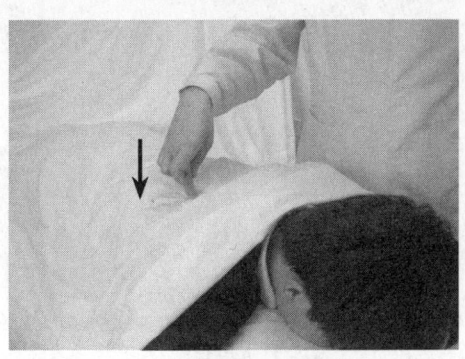
（1）中指点法

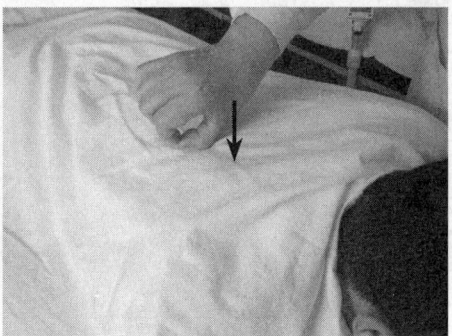
（2）屈拇指点法

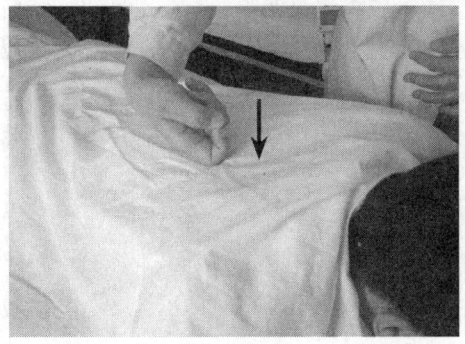
（3）屈食指点法

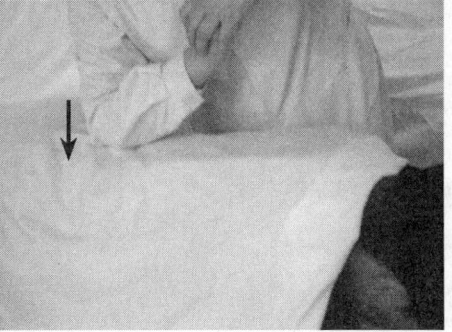
（4）肘点法

图2-31 点法

【注意事项】

(1) 本法操作时,要平稳持续的施力下压,应使刺激充分达到深部机体组织,从而取得手法治疗的"得气"效果。

(2) 点法的施力要求是小→大→小。不可用猛力和蛮力。如突然施力或突然收力,会给病人造成较大的不适和痛苦,如使用蛮力,可造成施术部紧张而无法受力。

(3) 点法结束后一定要用揉法操作,以防气血滞塞和局部软组织损伤。

(4) 对年老体弱、久病体虚者须慎用点法。

【临床应用】

本法具有通络止痛,舒筋活络的作用。指点法常在面部、胸腹部操作;屈指点法多在四肢关节缝隙处操作;肘点法常在背腰部、臀部及下肢后侧操作。临床多用于各种疼痛性病证。

8. 拿法　以拇指与其余手指的螺纹面夹住并着力于施术部肌肤,相对用力捏提,称为拿法。即捏而提之谓之拿。本法特点是轻柔舒适、松筋活血、通络止痛。

【动作要领】

用单手或双手的拇指与其余手指螺纹面夹住并着力于施术部的肌肤,腕关节放松,掌指主动施力,以拇指与其余手指相对用力挤压,同时提拽,循序进行连续不断的轻重交替的捏提(图 2-32)。

【注意事项】

(1) 操作时用力要由轻到重,不可突然用力,本法中含有捏、提且略有揉的动作成分,宜将三者融合为一体进行操作,才能显出拿之功效。

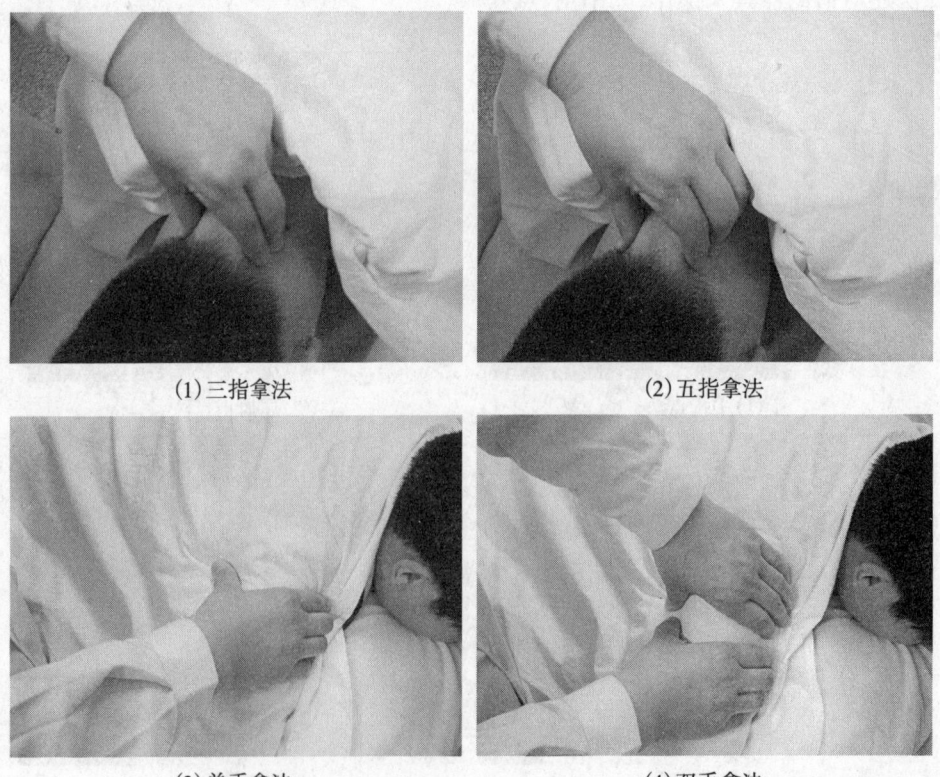

(1)三指拿法　　　　　　　　(2)五指拿法

(3)单手拿法　　　　　　　　(4)双手拿法

图 2-32　拿法

（2）动作要缓和协调连贯，具有节律性。

（3）拿法同捏法一样要求手指的相对力量，只有平稳均匀的相对用力，才能体现出其功力。初习者不宜强力久拿，以防腕部和手指的屈肌腱及腱鞘的损伤。

【临床应用】

本法具有祛风散寒，舒筋通络，开窍止痛，松解粘连的作用。常在颈项部及四肢部操作。临床多用于头痛、外感风寒、颈椎病、肩周炎、肢体麻木、疲劳症、肌肉酸痛等病证。

9. 拍法　以虚掌着力于施术部进行拍打，称为拍法。本法特点是舒适自然，松散肌肉。

【动作要领】

五指并拢，掌指关节微屈，使掌心空虚（此为虚掌），腕关节放松，以肘关节为支点，前臂主动施力运动，上下挥臂，带动掌指平稳而有节奏地拍打施术部。用双掌拍打时，可交替进行操作（图2-33）。

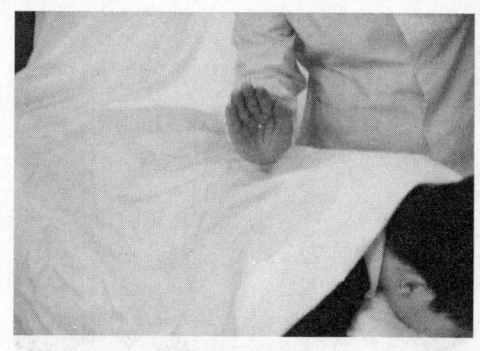
（1）拍法手形

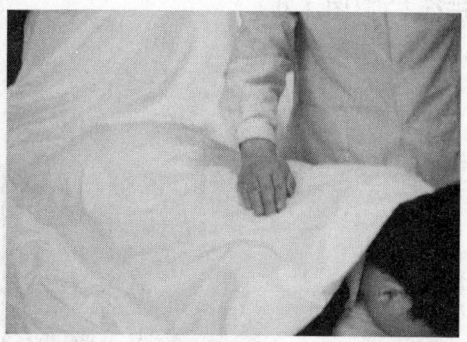
（2）单手拍法

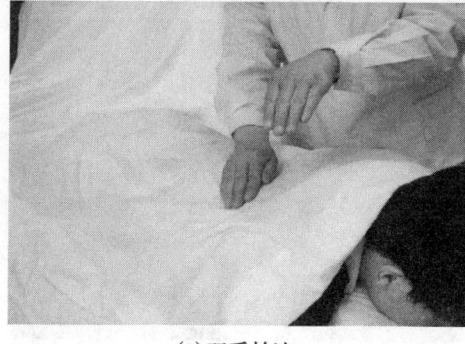
（3）双手拍法

图 2-33　拍法

【注意事项】

（1）操作时掌心要空虚，腕关节放松，以肘关节为支点，前臂主动施力，上下挥臂，动作要平稳有力，使力量通过腕关节传递到掌指处，化刚劲为柔和。

（2）拍打操作以施术部皮肤轻度发红为度。不可用蛮力或暴力拍打，对结核、严重的骨质疏松、骨肿瘤、冠心病等病证禁用本法。

【临床应用】

本法具有通经活络，调和脏腑的作用。单掌拍法常在脊柱正中线，由上而下较重用力拍打；双掌拍法常在脊柱两侧及两下肢后侧操作。临床多用于腰背筋膜炎、腰椎间盘突出症、高血压病、糖尿病等病证。

10. 击法　以拳背、掌根、小鱼际、指尖或桑枝棒着力于施术部进行击打，称为击法。本法特点是沉稳有力,刚柔相兼,穿透力强。

【动作要领】

(1) 拳击法:握拳,以拳背或拳盖、拳底处着力于施术部,以肘关节为支点,腕部放松,可有适当活动度,前臂主动运动,带动腕拳进行节律性的击打。

(2) 掌击法:五指自然伸直,腕关节略背伸,以掌根部着力于施术部进行击打。其施力和运动过程同拳击法。

(3) 侧击法:掌指关节伸直,腕关节略背伸,以小鱼际处着力于施术部进行击打。其施力和运动过程同拳击法。

(4) 指击法:以食、中、无名和小指端或螺纹面着力于施术部进行击打,腕关节放松。其施力和运动过程同拳击法。

(5) 棒击法:手握桑枝棒下端的 1/3,以棒体的前 1/3 着力于施术部,前臂主动施力,节律性地进行击打(图 2-34)。

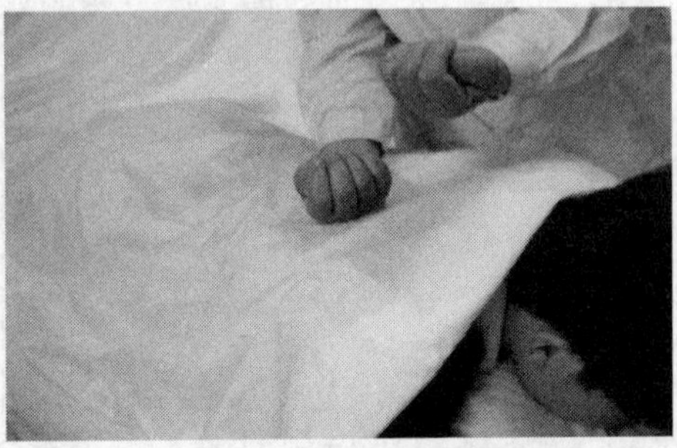

(1)双手交替拳背击法 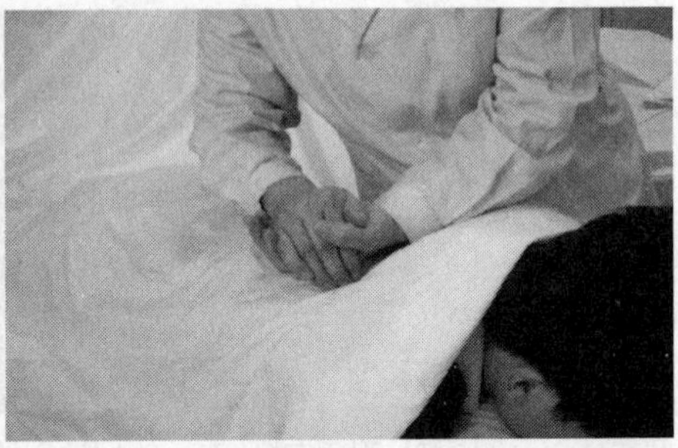　　　　　　　　(2)双手合掌拳背击法

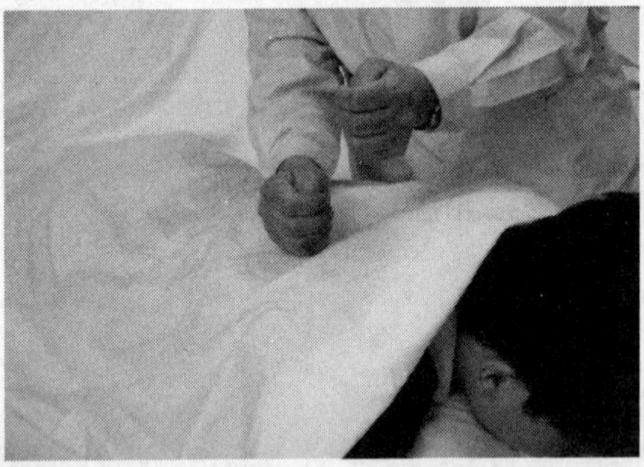

(3)双手交替拳底击法 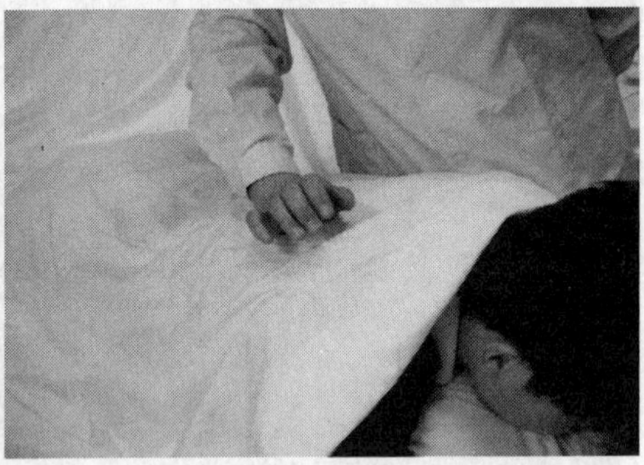　　　　　　　　(4)掌根击法

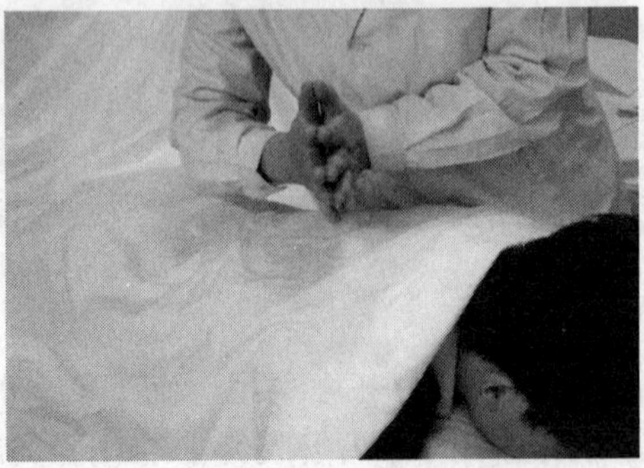

(5)双手合掌侧击法 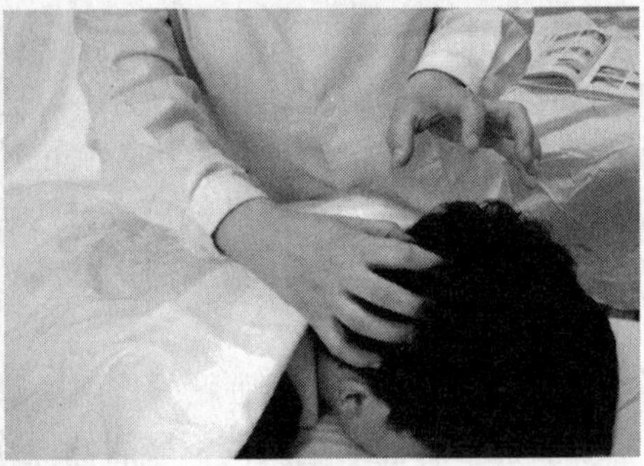　　　　　　　　(6)双手交替指击法

图 2-34　击法

【注意事项】

(1) 操作时用力要稳,动作要连续而有节律性,速度快慢要适中。击打的力量应因人、因病而异。

(2) 严格掌握击法的适应证和击打部位。不可用蛮力或暴力击打。

【临床应用】

本法具有舒筋通络,调和气血,通经止痛的作用。拳击法常在背腰部、肩部和四肢部操作;掌击法常在肩胛骨内侧缘、臀部的环跳穴处操作;侧击法常在肩上部、脊柱两侧及下肢后侧部操作;指击法常在头部操作;棒击法常在背部、下肢后侧或小腿外侧部操作。临床多用于肢体疼痛、麻木不仁、风湿痹痛、疲劳症、肌肉酸痛等病证。

11. 搓法　以双手掌面夹住肢体并着力于施术部相对用力作快速的交替搓动,称为搓法。本法特点是舒适轻快,柔和松散,多用于四肢部。

【动作要领】　嘱受术者肢体放松,用双手掌面挟住一定的部位,相对用力作快速搓揉,同时作上下往返移动(图2-35)。

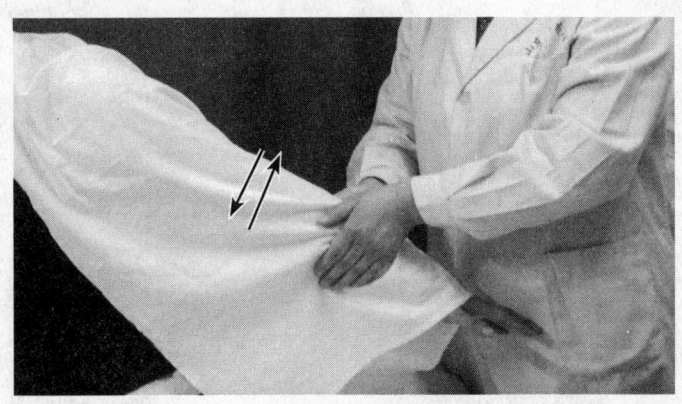

图 2-35　搓法

【注意事项】

(1) 操作时动作要协调连贯、一气呵成。搓法动作中含有擦、揉、摩等多种手法成分,应细心领会。搓动时掌面在施术部有小幅度缓慢位移,受术者应有较强的松软快感。

(2) 搓动的速度宜快,由肢体上部向肢端移动的速度宜慢。不可逆时移动,第一遍操作结束后,第二遍再从肢体上部开始。呼吸自然,不可屏气。

(3) 搓动时用力应均匀,如施力过重,夹搓时夹得太紧,均会造成手法呆滞。

【临床应用】

本法具有舒筋通络,调和气血,松软组织的作用。常在四肢部、胸胁部、背部操作,尤以上肢部应用较多。本法一般作为推拿治疗的结束手法。临床多用于肢体酸痛、关节活动不利、胸胁屏伤等病证。

12. 踩跷法　医生借助辅助架应用自身的重力,双脚着力于施治部位的踩踏的方法。

【动作要领】　患者俯卧,在胸部和大腿部各垫1个枕头,医者双手扶住特制的踩床的两侧辅助架,以控制自身体重和踩踏时的力量,同时通过双足尖、足跟或全足掌在背部及四肢部位踩压、点、揉、搓、推、颤、摆动、滚动等各种式式。使作用达到深层肌肉,减轻病痛。根据患者的体质,可调整踩跷力量,同时嘱患者正常呼吸,切忌屏气,以防踩伤(图2-36)。

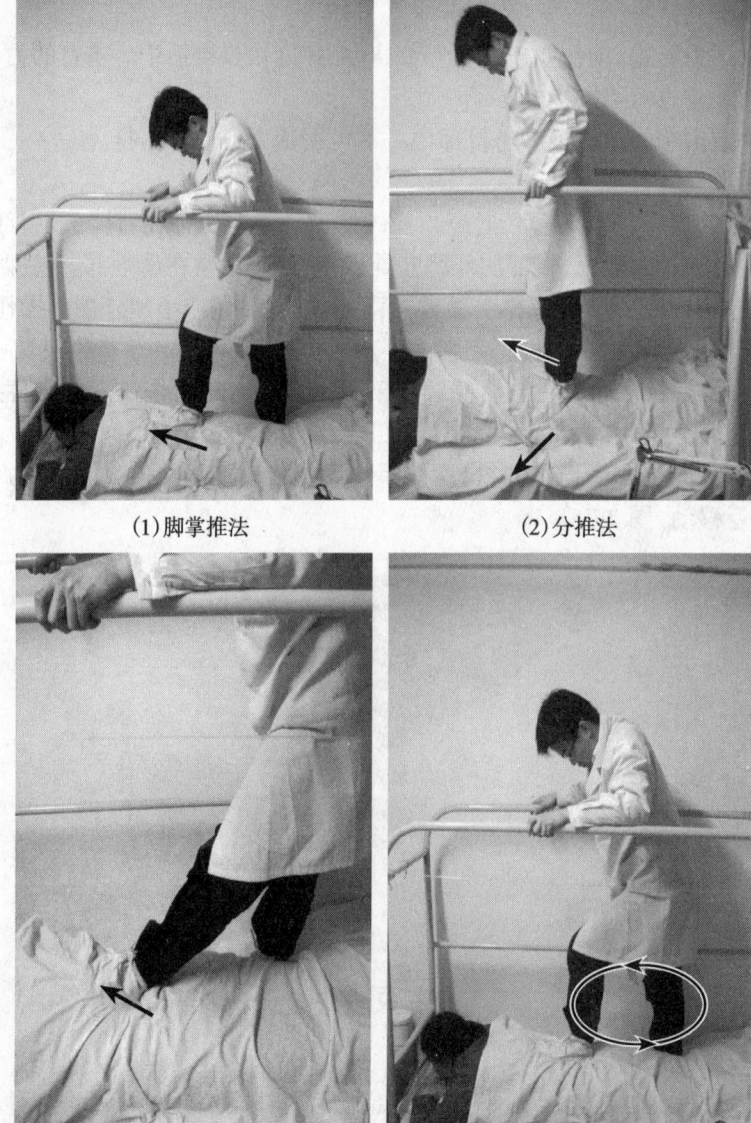

(1)脚掌推法　　　　　　　　　　(2)分推法

(3)脚跟推法　　　　　　　　　　(4)脚掌揉法

图 2-36　踩跷法

【注意事项】 踩跷法刺激量大,应用时必须谨慎,对体质虚弱或并发心血管系统疾病、肝脾肿大、强直性脊柱炎、脊柱骨折、脱位、炎症、肿瘤等骨质病变及骨质疏松的患者应禁用。

【临床应用】

本法具有疏经通络,消炎止痛,缓解痉挛、理筋整复的作用。多用于腰腿疼痛,肌肉酸痛,神经衰弱,肥胖症等。

（二）复合手法

1. 按揉法　以按法和揉法相结合而成的手法,称为按揉法。本法具有按法和揉法的双重特点。

【动作要领】

（1）指按揉法:用单手或双手拇指螺纹面着力于施术部,余四指放置于相应的位置以助

46

力。腕关节悬屈,前臂和拇指主动施力,进行节奏性的按压揉动。指按揉法与拿法的区别在于:拿法是拇指与其余四指夹住肌肤相对用力捏提的运动,而指按揉法的着力点在拇指侧,余指仅起助力的作用,且是向下按压与揉动相结合的运动。

(2)单掌按揉法:以掌根部着力于施术部,余指自然伸直,以肩关节与肘关节为双重支点,上臂和前臂主动施力,进行节奏性的按压揉动。

(3)双掌按揉法:以一手掌中部或掌根部着力于施术部,另一手掌面压在其手背上呈双手叠压状。以肩关节为支点,身体上半部做小幅度节律性前倾后移运动,使身体上半部的重量随前倾后移运动传至手掌部,从而产生节奏性地按压揉动。

【注意事项】

(1)须将按法与揉法有机地结合起来,做到按中有揉,揉中含按,按揉并重,刚柔相济。

(2)操作时节奏不要太快,也不可过于缓慢。

【临床应用】

本法具有按法和揉法的双重作用。指按揉法常在颈项部、肩部、肩胛骨内缘及全身各部腧穴;掌按揉法常在腰背部及下肢后侧处操作。临床多用于颈椎病、肩周炎、腰背筋膜炎、腰椎间盘突出症、痛经、近视、颞颌关节功能紊乱症等病证。

2. 拿揉法　以拿法和揉法相结合而成的手法,称为拿揉法。本法具有拿法和揉法两者的特点。

【动作要领】

在拿法的基础上,拇指与其余手指在做捏、提时,带有适度的旋转揉动,从而使拿揉之力绵绵不断地作用于施术部。

【注意事项】

(1)以肘关节为支点,腕部放松,前臂与手指部主动施力。在拿捏中含有适度的旋转揉动,以拿为主,以揉为辅,拿揉并举。

(2)操作时动作要协调,自然流畅,不可呆板僵硬。

【临床应用】

本法具有舒筋活血,通络止痛,松解粘连的作用。常在四肢部或颈项部操作。临床多用于颈椎病、肩周炎、四肢酸痛、疲劳症等病证。

第三章 经络腧穴各经实训

第一节 手太阴经络与腧穴

【实训目的】

1. 掌握手太阴肺经循行,并具有在人体上正确画出体表循行路线的能力。

2. 掌握正确运用常用腧穴定位法,并具有在人体上正确定出胸部、上肢内侧的骨度分寸及体表解剖标志的能力。

3. 掌握手太阴肺经腧穴的归经、位置,并采用合适的标准体位在人体上正确定取,学习临床需要体位的变化取穴。

4. 结合经络腧穴有关的解剖,表面解剖、应用解剖与功能解剖,掌握本经腧穴的解剖特点。

【实训内容】

一、掌握本经相关体表解剖标志的定取

胸骨角、锁骨、第一肋间隙、喙突、腋前纹头、肱二头肌、肱二头肌肌腱、肘横纹、肱桡肌腱、拇长伸肌腱、腕横纹、桡骨茎突、桡动脉,第一掌骨、大鱼际、赤白肉际、指甲。

二、掌握本经相关骨度分寸

两乳头之间 8 寸,腋前纹头 → 肘横纹 9 寸,肘横纹 → 腕横纹 12 寸。

三、手太阴肺经体表循行示意线简述

从胸走手,主要循行在上肢内侧前缘,止于拇指桡侧端。

侧胸部 → 上臂内侧前缘 → 肘中 → 前臂内侧前缘 → 腕后 → 寸口 → 拇指桡侧端
　　　　　　　　　　　　　　　　　　　　　　　　　　　　　　　　食指桡侧端

四、本经腧穴定位（11 穴）

(一) 分部定位

1. 胸部:2 穴,坐位、侧卧位或仰卧位。

中府* ⎫
　　　 ⎬ 前正中线旁开 6 寸 ⎧ 平第一肋间隙(歌诀中府云门下一寸)
云门 ⎭　　　　　　　　　 ⎩ 锁骨外端下缘

操作提示：

6寸取法，乳头距前正中线4寸，一半为2寸移至乳头外侧。第一肋间隙取法，因为第一肋骨被锁骨覆盖，故先取第二肋，第二肋平胸骨角，先定胸骨角，再定第二肋，取其上面即为第一肋间隙。

2. 上臂部：2穴，坐位、侧卧位或仰卧位。

$$
\left.\begin{array}{l}
天府 \\
侠白
\end{array}\right\} 肱二头肌桡侧缘，腋前纹头下 \left\{\begin{array}{l}
3寸 \\
4寸
\end{array}\right.
$$

3. 前臂部：5穴，正坐，微屈肘。

尺泽：肘横纹上，肱二头肌肌腱桡侧缘（歌诀尺泽肘中肌腱外）。

$$
\left.\begin{array}{l}
孔最 * \\
列缺 * \\
经渠 \\
太渊 *
\end{array}\right\} 腕横纹上 \left\{\begin{array}{l}
7寸，尺泽与太渊连线上（歌诀孔最腕上七寸） \\
1.5寸，桡骨茎突上方 \\
1寸，桡骨茎突与桡动脉之间 \\
0寸，腕横纹桡侧，桡动脉搏动处
\end{array}\right.
$$

操作提示：

（1）尺泽取法：仰掌，微屈肘，可在肘横纹正中摸到肱二头肌腱，桡侧凹陷中为尺泽穴（注意尺侧不是尺泽穴），尺侧为曲泽（手厥阴心包经）。

（2）孔最取法：先定太渊，仰掌，在腕掌侧横纹桡侧，当桡动脉搏动处定太渊穴。将尺泽与太渊的弧形连线等分，从中点向上取1寸为孔最。

（3）列缺取法：尺泽与太渊连线的下1/6处，再下移0.5寸，在桡骨茎突上方，当肱桡肌腱、拇长伸肌腱之间凹陷处。

4. 手部：2穴，坐或卧位均可。

鱼际 *：第一掌骨中点赤白肉际。

少商 *：拇指桡侧，指甲角旁开0.1寸。

操作提示：

少商：以拇指指甲的桡侧最突出点作垂直切线，以拇指指甲下端最低点作水平切线，两直线相交，取交点。

（二）本经腧穴定位小结及重点穴提示

五、连穴画经

结合经络腧穴有关的解剖，表面解剖、应用解剖与功能解剖，根据手太阴肺经的循行方向，从起穴至止穴，将本经所有腧穴连点成线，在人体上准确画出本经的体表循行线。

六、针刺操作及重要解剖部位提示

（一）针刺操作

尺泽穴：直刺0.8~1.2寸（进针角度80°~90°），或点刺出血。

通过练习掌握肘内侧部的解剖结构，体会进针深浅及针下感应，验证定位的准确性。

（二）重要解剖部位及刺灸安全提示

（1）中府、云门：向外斜刺或平刺0.5~0.8寸，不可向内深刺，以免伤及肺脏，引起气胸。

(2) 尺泽、经渠、太渊在动脉与关节处,避开动脉针刺,不宜用直接灸法。

【实训小结】

1. 本经经络、腧穴定位中较重要的、且定取难度较大的体表解剖标志有哪些?
2. 定取中府、尺泽、孔最、太渊、少商。
3. 体会本经经络、腧穴的推拿感觉。
4. 填写下表(表 3-1):

表 3-1　手太阴肺经穴位操作

针刺穴位	所采用的取穴方法	针刺角度、深度	针感	穴位准确性评定
尺泽				
孔最				

5. 评价改进,上课说出实训体会与小组同学交流,下课写出实训报告。

第二节　手阳明经络与腧穴

【实训目的】

1. 掌握手阳明大肠经循行,并具有在人体上正确画出体表循行路线的能力。
2. 掌握正确运用常用腧穴定位法,并具有在人体上正确定出胸部、上肢内侧的骨度分寸及体表解剖标志的能力。
3. 掌握手阳明大肠经腧穴的归经、位置,并采用合适的标准体位在人体上正确定取,学习临床需要体位的变化取穴。
4. 结合经络腧穴有关的解剖,表面解剖、应用解剖与功能解剖,掌握本经腧穴的解剖特点。

【实训内容】

一、掌握本经相关体表解剖标志(即经络腧穴有关的表面解剖)的定取

食指,第一、二掌骨,拇长、短伸肌腱,桡骨茎突、腕横纹,肱肌,肘横纹,桡神经,肱二头肌、三角肌,胸锁乳突肌,喉结,鼻。

二、本经相关骨度分寸

腋前纹头──→肘横纹 9 寸,肘横纹──→腕横纹 12 寸。

三、手阳明大肠经体表循行示意线简述

从手走头,主要循行在上肢外侧前缘,起于食指桡侧端,止于鼻。

食指桡侧端──→上肢外侧前缘──→缺盆──→入下齿──→环唇,交人中,左之右,右之左──→鼻

四、本经腧穴定位(19 穴)

(一) 分部定位

1. 手腕部:4 穴,自然伸手,手背向上。

商阳 *:食指桡侧指甲角旁开 0.1 寸。(歌诀商阳食指外侧取)

二间 } 第二指桡侧赤白肉际 { 前缘凹陷中(歌诀二间握拳节前方)
三间 } 第二指桡侧赤白肉际 { 后缘凹陷中(歌诀三间握拳节后取)

合谷:第二掌骨中点,第一、二掌骨之间。(歌诀合谷虎口歧骨当)

操作提示:

(1) 自然半握拳,在第二指桡侧,第二掌指关节前取二间后取三间。

(2) 合谷取法:第二掌骨中点定法,第二掌指关节与第二掌骨基底部之中点,以手指沿第二掌骨桡侧由远端向腕部推取第二掌骨基底部可触知一突起,不要把腕骨当做第二掌骨基底部。

2. 前臂部:7 穴,正坐或仰卧,侧腕曲肘位。

阳溪:拇长伸肌腱与拇短伸肌腱之间凹陷中,即鼻烟窝中。(歌诀阳溪腕上两筋陷)

偏历 * } 阳溪到曲池的连线上 { 阳溪上 3 寸(歌诀偏历腕上三寸良)
温溜 } 阳溪到曲池的连线上 { 阳溪上 5 寸(歌诀温溜腕后上五寸)
下廉 } 阳溪到曲池的连线上 { 曲池下 4 寸(歌诀池前四寸下廉乡)
上廉 } 阳溪到曲池的连线上 { 曲池下 3 寸(歌诀池下三寸上廉穴)
手三里 } 阳溪到曲池的连线上 { 曲池下 2 寸(歌诀三里池下二寸长)

曲池 *:屈肘,肘横纹的桡侧凹陷处。(歌诀曲池尺泽髁中央)

操作提示:

(1) 先定曲池,屈肘 90°,在尺泽与肱骨外上髁之间连线的中点。

(2) 取阳溪和曲池的连线,四等分,在下 1/4 处取偏历;六等分,在上 1/6 处,取手三里。

3. 上臂部:2 穴,正坐或仰卧。

肘髎:曲池穴外上方 1 寸,肱骨边缘处。(歌诀肘髎肱骨外廉旁)

手五里 } 曲池与肩髃连线上,曲池穴 { 3寸(歌诀池上三寸寻五里)
臂臑 * } 曲池与肩髃连线上,曲池穴 { 7寸(歌诀臂臑三角肌下方)

操作提示:

臂臑取法:上臂内收,定腋后纹头。腋后纹头至肘横纹 9 寸,截取 7 寸。曲池和肩髃连线上,将 7 寸移到这一连线上,可定取臂臑。

4. 肩部:2 穴,正坐、侧卧或仰卧。

肩髃 *:上臂外展平举,当肩前凹陷中。(歌诀肩髃肩峰举臂起)

巨骨:锁骨肩峰端与肩胛冈之间的交角处。(歌诀巨骨肩尖骨陷当)

操作提示:

肩髃取法:上臂外展或平举时,肩峰前下方有一个凹陷,肩峰后下方有一个凹陷为肩髎。临床上肩下垂时取肩髃,可将上臂外展或平举时,肩峰前下方有一个凹陷还原为肩下垂时取肩髃,即肩峰与肱骨大结节之间取。

5. 颈项部:2 穴,正坐或仰卧。

天鼎:扶突穴下 1 寸,胸锁乳突肌后缘处。(歌诀天鼎扶下一寸取)

扶突 *:平喉结,胸锁乳突肌的胸骨头和锁骨头之间。(歌诀扶突肌中结喉旁)

操作提示:

取扶突穴,仰头或侧头时,用手在前额加一推力,锁骨上缘的胸锁乳突肌的胸骨头和锁骨头凸现可以更清楚,以手指从此处向上推取,在平喉结处取穴。

6. 面部:2 穴,正坐或仰卧。

口禾髎:鼻孔外缘直下,平水沟穴。(歌诀禾髎孔外平水沟)

迎香 *:鼻唇沟中与鼻翼外缘中点相平处。(歌诀鼻旁唇沟取迎香)

(二) 本经腧穴定位小结及重点穴提示

五、连穴画经

结合经络腧穴有关的解剖,表面解剖、应用解剖与功能解剖,根据手阳明大肠经的循行方向,从起穴至止穴,将本经所有腧穴连点成线,在人体上准确画出本经的体表循行线。

六、针刺操作及重要解剖部位提示

1. 针刺操作

曲池穴:直刺 0.5~1 寸。

将本经所有腧穴连点成线,通过练习掌握肘前部的解剖结构,体会进针深浅及针下感应,验证定位的准确性。

2. 重要解剖部位及刺灸安全提示

(1) 孕妇慎用合谷。

(2) 手五里不可深刺,以免伤及动脉。

(3) 巨骨不可深刺,以免造成气胸。

(4) 扶突、天鼎须用押手缓刺,注意避开颈动脉,不可过深,扶突直刺 0.5~0.8 寸,一般不使用电针,以免引起迷走神经反应。此处不宜压迫止血过久,因影响脑供血。

【实训小结】

1. 本经经络、腧穴定位中较重要的、且定取难度较大的体表解剖标志有哪些?

2. 定取商阳、三间、合谷、阳溪、偏历、手三里、曲池、臂臑、肩髃、扶突、迎香。

3. 体会本经经络、腧穴的推拿感觉。

4. 请用骨度分寸法和简便取穴分别定取合谷穴,其位置是否有误差? 体会临床上为什么不用简便取穴法取穴。

5. 填写下表(表 3-2):

表 3-2 手阳明大肠经穴位操作

针刺穴位	所采用的取穴方法	针刺角度、深度	针下感应	穴位准确性评定
曲池				
肩髃				

6. 评价改进,上课说出实训体会与小组同学交流,下课写出实训报告。

第三节 足阳明经络与腧穴

【实训目的】

1. 掌握足阳明胃经循行,并具有在人体上正确画出体表循行路线的能力。

2. 掌握正确运用常用定位方法,在人体上正确定出头面部、颈部、胸部、腹部及下肢外侧的骨度分寸及体表解剖标志。

3. 掌握足阳明胃经腧穴的归经、位置,并采用适当的体位在人体上正确定取,掌握临床需要体位的变化取穴。

4. 结合经络腧穴有关的解剖,表面解剖、应用解剖与功能解剖,掌握本经腧穴的解剖特点。

【实训内容】

一、本经相关体表解剖标志的定取

瞳孔,眶骨,眶下缘,眶下孔,鼻翼,口角,下颌角,咬肌,面动脉,颧弓,下颌骨髁状突,下颌角,下颌切迹,额角发际,胸锁乳突肌,颈总动脉,喉结,胸锁关节,锁骨、锁骨上窝,肋骨、肋间隙、肋弓,乳头,肚脐,耻骨联合,腹股沟,髂前上棘,缝匠肌,股直肌,髌骨、髌韧带,胫骨前嵴,拇长伸肌腱、趾长伸肌腱,足第二、三跖骨结合部,足第二、三趾间趾蹼。

二、本经相关骨度分寸

前额两发角之间9寸;

胸剑联合中点(歧骨)→脐中8寸;

脐中→耻骨联合上缘5寸;

股骨大转子(髀枢)至腘横纹19寸;

腘横纹→外踝尖16寸。

三、足阳明胃经体表循行示意线简述

足阳明胃经从头走足,主要循行从面部经颈部、胸腹第二侧线、下肢外侧前缘、止于足。

鼻旁→眼眶下→鼻外→面颊→口角→下颌角→颞颌关节→额角发际

咽喉部→锁骨中线→乳头→腹直肌外缘→腹股沟→大腿前外侧→膝关节→胫骨前嵴外侧一横指→足背→足三趾内侧

膝下三寸→足背→足三趾外侧

足大趾端

四、本经腧穴定位(45穴)

(一)分部定位

1. 头面部:8穴,坐位或仰卧。

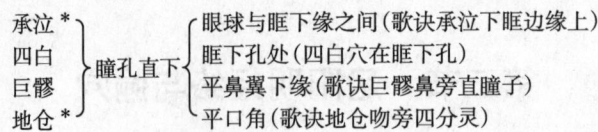

承泣* ┐
四白 ├
巨髎 ├ 瞳孔直下 ┤
地仓* ┘

眼球与眶下缘之间(歌诀承泣下眶边缘上)
眶下孔处(四白穴在眶下孔)
平鼻翼下缘(歌诀巨髎鼻旁直瞳子)
平口角(歌诀地仓吻旁四分灵)

大迎:下颌角前方,咬肌附着部的前缘,当面动脉搏动处(歌诀大迎颌前寸三陷)。

颊车*:下颌角前上方约一横指,当咀嚼时咬肌隆起最高点(歌诀颊车咬肌高处迎)。

下关*:面部耳前方,当颧弓与下颌切迹所形成的凹陷中(歌诀下关张口骨支起)。

头维*:额角发际上0.5寸,头正中线旁4.5寸(歌诀头维四五傍神庭)。

操作提示:

(1) 四白取法:眶下缘骨嵴下方是明显的骨性凹陷,以食指轻压,出现胀感,此即眶下孔,就此取穴。

(2) 面部承泣、四白、巨髎、地仓四穴,纵向与瞳孔相平,横向分别与眼球与眶下缘间、眶下孔、鼻翼下缘、口角相平。

(3) 大迎、颊车以咬肌为标志,大迎在咬肌附着部的前缘、而颊车在咬肌收缩时的最高点。

(4) 下关以颞颌关节为标志,在颞颌关节的中央。

(5) 下关取法:先扪清楚颧弓下缘,以食指或中指轻压颧弓下缘,当张口时可感觉到下颌骨髁状突向前接触指腹,闭口时下颌骨髁状突退回,于此凹陷处取穴。针灸取穴时闭口取穴,要找到手感。

2. 颈部:4穴,坐或仰卧。

人迎* ┐
├ 胸锁乳突肌前缘 ┤
水突 ┘

平喉结,颈总动脉搏动(人迎结喉旁动脉)
人迎与气舍连线的中点(水突人迎气舍中)

气舍:锁骨内侧端的上缘,胸锁乳突肌的胸骨头与锁骨头之间(歌诀肌间气舍平天突)。

缺盆*:锁骨上窝中央,距前正中线4寸(歌诀缺盆锁骨上窝中)。

操作提示:

(1) 先取人迎、气舍,然后在两穴连线中点取水突穴。

(2) 人迎取法:将面转向对侧,显露胸锁乳突肌,于肌前缘平喉结处可扪及颈总动脉搏动,避开动脉取人迎穴。

(3) 气舍取法:在胸锁乳突肌下端可扪清它的两个头,分别附着于胸骨柄和锁骨内侧端,于两头之间取气舍穴。

3. 胸部:6穴,仰卧取穴。

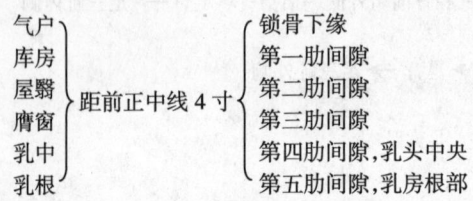

气户 ┐
库房 ├
屋翳 ├
膺窗 ├ 距前正中线4寸 ┤
乳中 ├
乳根 ┘

锁骨下缘
第一肋间隙
第二肋间隙
第三肋间隙
第四肋间隙,乳头中央
第五肋间隙,乳房根部

操作提示:

(1) 确定肋间隙序数以胸骨角(平第二肋)为参照标志,依次上下寻找。

(2) 男性乳头一般位于第4肋或第4肋间隙,亦可用作计数标志。

（3）距前正中线 4 寸，即锁骨中线，在男性也是乳中线。

（歌诀气户锁下一肋上，相去中线四寸平，库房屋翳膺窗接，都隔一肋乳中停，乳根乳下一肋处，胸部诸穴要记清。）

4. 腹部：12 穴，仰卧取穴。

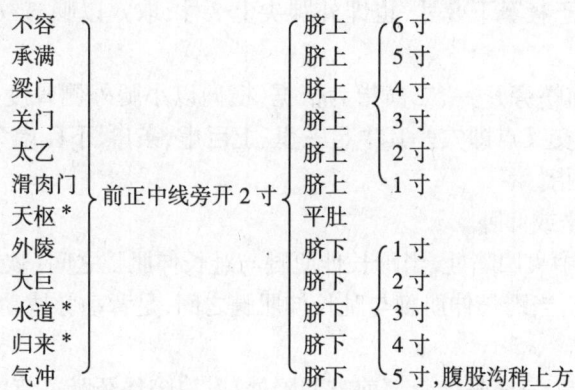

不容		脐上	6 寸
承满		脐上	5 寸
梁门		脐上	4 寸
关门		脐上	3 寸
太乙		脐上	2 寸
滑肉门	前正中线旁开 2 寸	脐上	1 寸
天枢 *		平脐	
外陵		脐下	1 寸
大巨		脐下	2 寸
水道 *		脐下	3 寸
归来 *		脐下	4 寸
气冲		脐下	5 寸，腹股沟稍上方

操作提示：

（1）定取上腹诸穴：纵向找准胸剑联合，用双手拇指沿肋弓向上循按，两拇指汇合处即胸剑联合处。先折量胸剑联合至肚脐之间中点即脐上 4 寸，然后依次折量上腹各穴。横向以前正中线旁开 2 寸为依据。

（2）定取下腹诸穴：先用拇指同身寸法定取脐下一寸，从脐下一寸至耻骨联合上缘为 4 寸，其 1/2 折点即脐下 3 寸水平，上 1/4 折点为脐下 2 寸水平，下 1/4 折点为脐下 4 寸水平。

（歌诀不容巨阙旁二寸，其下承满与梁门，关门太乙滑肉门，天枢脐旁二寸平，外陵大巨水道穴，归来气冲曲骨邻。）

5. 大腿部：4 穴，正坐或仰卧取穴。

髀关		平会阴，缝匠肌外侧
伏兔 *	髂前上棘与髌底外端连线上	髌底上 6 寸
阴市		髌底上 3 寸
梁丘 *		髌底上 2 寸（歌诀）

操作提示：

（1）髂前上棘是髂嵴最前端的骨棘，它的稍外上方有一明显的髂结节，二者不可混淆。

（2）髌骨呈三角形，其位置尖朝下、底朝上，故其上缘为髌底。

（3）股骨大转子至腘横纹 19 寸，先用拇指同身寸法定取大转子下一寸，从大转子下一寸至腘横纹 18 寸，其下 1/3 折点即髌底上 6 寸水平。

（歌诀髀关髂下平会阴，伏兔膝上六寸中，阴市膝上方三寸，梁丘膝上二寸呈。）

6. 小腿部：6 穴，正坐或仰卧。

犊鼻：屈膝，髌骨与髌韧带外侧凹陷中（歌诀膝外下陷是犊鼻）。

足三里 *		犊鼻下 3 寸（歌诀膝下三寸三里迎）
上巨虚 *	距胫骨前嵴一横指	犊鼻下 6 寸（歌诀膝下六寸上巨虚）
条口 *		犊鼻下 8 寸（歌诀膝下八寸条口行）
下巨虚 *		犊鼻下 9 寸（歌诀再下一寸下巨虚）

丰隆 *：外踝尖上 8 寸，距胫骨前嵴二横，指条口外（歌诀条外一寸是丰隆）。

操作提示：

（1）只有在屈膝时，从犊鼻到足三里可用一夫法取穴，须注意一夫法不能连续使用，以免取穴不准。伸膝时，足三里平胫骨粗隆下端，胫骨前嵴旁开一横指（中指），参考屈膝时的位置还原到伸膝时，针时不要针尖向内上，以免碰上骨骼。

（2）条口、丰隆位于犊鼻下8寸，也即外踝尖上8寸，取穴以腘横纹至外踝尖（16寸）的1/2折点水平定穴。

（3）纵向以胫骨前嵴旁开一、二横指为依据，横向以小腿外侧骨度分寸（膝中到外踝尖16寸）为依据，两者的交叉点即穴。其中足三里、上巨虚、条口、下巨虚为胫骨前嵴旁开一横指（中指），丰隆穴为二指。

7. 足部：5穴，正坐或仰卧。

解溪＊：足背横纹中央凹陷处，当𧿹长伸肌腱与趾长伸肌腱之间（歌诀解溪跗上系鞋处）。

冲阳：足背最高处，当𧿹长伸肌腱与趾长伸肌腱之间，足背动脉搏动处（歌诀冲阳跗上动脉凭）。

陷谷：足背，当第二、三跖骨结合部前方凹陷处（歌诀陷谷跖趾关节后）。

内庭＊：足背，当第二、第三趾间，趾蹼缘后方赤白肉际处（歌诀次中趾缝寻内庭）。

厉兑＊：足第二趾末节外侧，距趾甲角0.1寸（歌诀厉兑次趾外甲角，四十五穴要记清）。

操作提示：

解溪、冲阳取法：背屈足𧿹趾，可使𧿹长伸肌腱更明显；背屈足其余4趾，可使趾长伸肌腱更明显；解溪、冲阳均位于两腱之间。

（二）本经腧穴定位小结及重点穴提示

五、连穴画经

结合经络腧穴有关的解剖、表面解剖、应用解剖与功能解剖，根据足阳明胃经的循行方向，从起穴至止穴，将本经所有腧穴连点成线，在人体上准确画出本经的体表循行线。

六、针刺操作及重要解剖部位提示

1. 针刺操作提示

（1）地仓：斜刺或平刺0.5~0.8寸。

通过练习，掌握面部的解剖结构，体会进针深浅及针下感应，验证定位的准确性。

（2）头维：向后平刺0.5~0.8寸。

通过练习，掌握头部的解剖结构，体会进针深浅及针下感应，验证定位的准确性。

（3）乳中：不针不灸。

（4）库房：斜刺或平刺0.5~0.8寸。

通过练习，掌握胸部的解剖结构，体会进针深浅及针下感应，验证定位的准确性。

（5）天枢：直刺1.0~1.5寸。

通过练习，掌握腹部的解剖结构，体会进针深浅及针下感应，验证定位的准确性。

（6）足三里：直刺1~2寸。

通过练习，掌握胫骨外侧的解剖结构，体会进针深浅及针下感应，验证定位的准确性。

2. 重要解剖部位及刺灸安全提示

（1）承泣穴：直刺0.3~0.7寸，禁止提插和大幅度捻转，出针后按压针孔以防出血。

（2）大迎穴：避开面动脉。

（3）人迎穴：避开颈总动脉。避开颈总动脉，直刺0.3~0.8寸。针刺时，透皮后缓慢进针，体会针尖是否有搏动感。

（4）缺盆穴：浅刺0.2~0.4寸，不可深刺以防引起气胸。

（5）冲阳穴：避开足背动脉。

（6）胸部穴：不可直刺、深刺，以免伤及内脏。

（7）面部穴，血管附近穴（大迎、人迎、气冲、冲阳），关节附近穴（犊鼻、解溪），禁直接灸。

【实训小结】

1. 本经经络、腧穴定位中较重要的、且定取难度较大的体表解剖标志有哪些？

2. 定取承泣、地仓、颊车、下关、头维、梁门、天枢、归来、伏兔、梁丘、足三里、上巨虚、下巨虚、丰隆、解溪、内庭、厉兑。

3. 比较骨度分寸法和横指同身寸法（一夫法）分别定取足三里、上巨虚、下巨虚，其位置的误差？

4. 填写下表（表3-3）：

表3-3　足阳明胃经穴位操作

针刺穴位	所采用的取穴方法	针刺角度、深度	针下感应	穴位准确性评定
下关				
足三里				
丰隆				

5. 评价改进，上课说出实训体会与小组同学交流，下课写出实训报告。

第四节　足太阴经络与腧穴

【实训目标】

1. 掌握足太阴脾经循行，并具有在人体上正确画出体表循行路线的能力。

2. 掌握正确运用常用腧穴定位方法，并具有在人体上正确定出下肢内侧的骨度分寸及体表解剖标志的能力。

3. 掌握足太阴脾经腧穴的归经、位置，并采用合适的标准体位在人体上正确定取，掌握临床需要体位的变化取穴。

4. 结合经络腧穴有关的解剖，表面解剖、应用解剖与功能解剖，掌握本经腧穴的解剖特点。

【实训内容】

一、本经相关体表解剖标志的定取

足大趾、趾甲角、第一跖趾关节、第一跖骨、舟骨结节、内踝尖、胫骨、胫骨内侧髁、髌骨、股四头肌内侧头、耻骨联合、髂外动脉搏动处、脐中、肋间隙、腋中线。

二、本经相关骨度分寸

胫骨内侧髁下缘→内踝尖 13 寸,两乳头之间 8 寸,胸剑联合→脐中 8 寸,脐中→耻骨联合上缘 5 寸、耻骨联合上缘→股骨内上髁上缘 18 寸。

三、足太阴脾经体表循行示意线简述

足太阴脾经从足走胸,主要循行在下肢内侧缘、胸腹第三侧线,起于足大趾内侧端,止于腋下第六肋间隙。

足大趾内侧端 → 足大趾内侧赤白肉际 → 内踝前缘 → 胫骨后缘 → 膝、大腿内侧 → 腹股沟 → 属胃络脾 → 膈 → 咽喉 → 舌本、舌下

↘ 膈 → 心中

四、本经腧穴定位(21穴)

(一) 分部定位

1. 足部:5 穴,正坐或仰卧位。

隐白 *:在足大趾末节内侧,距趾甲角 0.1 寸(歌诀隐白大趾内甲角)。

大都 ⎫
太白 * ⎭ 第一跖趾关节 ⎰ 前下方赤白肉际凹陷处(歌诀大都节前陷中寻)
⎱ 后下方赤白肉际凹陷处(歌诀太白节后白肉际)

公孙 *:当第一跖骨基底的前下方(歌诀基底前下是公孙)。

商丘:在足内踝前下方凹陷中,当舟骨结节与内踝尖连线的中点处(歌诀商丘内踝前下找)。

操作提示:

足部腧穴定位,主要依据足第一趾骨、第一跖骨、舟骨和内踝尖等体表解剖标志点。

2. 小腿部:4 穴,正坐或仰卧位。

三阴交 *:当足内踝尖上 3 寸,胫骨内侧缘后方(歌诀踝上三寸三阴交)。

漏谷 ⎫
地机 * ⎭ 内踝尖与阴陵泉的连线上 ⎰ 内踝尖上 6 寸(歌诀踝上六寸漏谷是)
⎱ 阴陵泉下 3 寸(歌诀陵下三寸地机朝)

阴陵泉 *:胫骨内侧髁后下方凹陷处(膝内辅下阴陵泉)。

操作提示:

足太阴脾经小腿部四穴,纵向主要以胫骨内侧缘后方位标志,横向以小腿内侧骨度分寸位依据,两线交叉点定穴。

3. 大腿部:2 穴,正坐或仰卧位。

血海 *:屈膝,在大腿内侧,髌底内侧端上 2 寸(歌诀血海股内肌头间)。

箕门:当血海与冲门连线上,血海上 6 寸(歌诀海上六寸箕门是)。

操作提示:

以髌骨底内侧端位标志定血海穴;以血海穴和冲门穴的连线定箕门穴。骨度分寸以耻骨联合上缘至股骨内上髁上缘 18 寸计。

4. 腹部:5 穴,仰卧位。

冲门:距耻骨联合上缘中点旁 3.5 寸

府舍:		脐下 4 寸
腹结:	前正中线旁开 4 寸	脐下 1.3 寸
大横 *:		平脐
腹哀:		脐上 3 寸

（歌诀冲门距中三五现,冲上斜七是府舍,横下三寸腹结连,脐旁四寸大横穴,适当脐旁四寸见,腹哀建里旁四寸）

操作提示:

足太阴脾经在腹部的 5 穴,除冲门在前正中线旁开 3.5 寸外,其余 4 穴(府舍、腹结、大横 *、腹哀)都在前正中线旁开 4 寸的纵向平行线上,横向以脐上下一定分寸的水平线为标志。

5. 胸部:4 穴,仰卧位。

食窦		第 5 肋间隙中
天溪	前正中线旁开 6 寸	第 4 肋间隙中
胸乡		第 3 肋间隙中
周荣		第 2 肋间隙中

（歌诀中庭旁六食窦全,天溪胸乡周荣上,四肋三肋二肋间。）

操作提示:

足太阴脾经在胸部的 4 穴,纵向以前正中线旁开 6 寸为标志,横向以肋间隙为依据,两者的交叉点即穴。

6. 胁肋部:1 穴,侧卧位。

大包 * 在腋中线上,第 6 肋间隙处(大包腋下方六寸,腋中线上六肋间)。

操作提示:

本穴定位以腋中线与第六肋间隙的交叉点为穴。

（二）本经腧穴定位小结及重点穴提示

五、连穴画经

结合经络腧穴有关的解剖,表面解剖、应用解剖与功能解剖,根据足太阴脾经的循行方向,从起穴至止穴,将本经所有腧穴连点成线,在人体上准确画出本经的体表循行线。

六、针刺操作及重要解剖部位提示

1. 三阴交:直刺 1.0~2.0 寸。

通过练习,掌握小腿内侧的解剖结构,体会进针深浅及针下感应,验证定位的准确性。

2. 阴陵泉:直刺 1.0~2.0 寸。

通过练习,掌握膝关节内侧的解剖结构,体会进针深浅及针下感应,验证定位的准确性。

3. 重要解剖部位及刺灸安全提示

三阴交孕妇禁针;箕门避开动脉,以免伤及动脉;冲门穴针刺时,应缓慢进针,仔细体会针尖的感觉,以免伤及髂动脉,慎用灸法;胸部诸穴(食窦、天溪、胸乡、周荣、大包 *),斜刺或平刺 0.5~0.8 寸,不宜直刺和深刺,以免损伤深层脏器。

【实训小结】

1. 本经经络、腧穴定位中较重要的、且定取难度较大的体表解剖标志有哪些？
2. 定取隐白、太白、公孙、三阴交、地机、阴陵泉、血海、大横、大包。
3. 体会本经经络、腧穴的推拿感觉。
4. 填写下表（表3-4）：

表3-4 足太阴脾经穴位操作

针刺穴位	所采用的取穴方法	针刺角度、深度	针下感应	穴位准确性评定
三阴交				
阴陵泉				

5. 评价改进，上课说出实训体会与小组同学交流，下课写出实训报告。

第五节 手少阴经络与腧穴

【实训目的】

1. 掌握手少阴心经循行，并具有在人体上正确画出体表循行路线的能力。
2. 掌握正确运用常用定位方法，并具有在人体上正确定出上肢内侧的骨度分寸及体表解剖标志的能力。
3. 掌握手少阴心经腧穴的归经、位置，并采用合适的标准体位在人体上正确定取，掌握临床需要体位的变化取穴。
4. 结合经络腧穴有关的解剖，表面解剖、应用解剖与功能解剖，掌握本经腧穴的解剖特点。

【实训内容】

一、本经相关体表解剖标志的定取

腋窝、腋动脉、肱二头肌、肱二头肌肌腱、尺侧腕屈肌腱、腕横纹、掌指关节、指甲角。

二、本经相关骨度分寸

腋前纹头→肘横纹9寸，肘横纹→腕掌横纹12寸。

三、手少阴经体表循行示意线简述

手少阴心经从胸走手，起于胸部外上方，主要循行在上肢内侧后缘，止于小指末端。
腋窝正中→上肢内侧后缘→掌后豌豆骨部→掌中→小指桡侧指甲角旁。

四、本经腧穴定位（9穴）

（一）分部定位

1. 腋窝及上臂部：2穴，正坐或仰卧。

极泉 *：上臂外展，腋窝正中，腋动脉搏动处（歌诀极泉腋窝动脉牵）。

青灵：肱二头肌尺侧沟处，肘横纹上 3 寸（歌诀青灵肘上三寸觅）。

操作提示：极泉针刺从腋窝正中下移 2 寸处进针，避开腋毛，以防感染。

2. 前臂部：5 穴，正坐或仰卧。

少海 *：肘横纹的内侧端处（歌诀少海骨髁纹头间）。

操作提示：屈肘成直角，肘横纹内侧端与肱骨内上髁之间连线。

灵道
通里 *
阴郄 *
神门 *
} 尺侧腕屈肌腱的桡侧缘，腕横纹上 {
1.5 寸（歌诀灵道掌后一寸半）
1 寸（歌诀通里掌后一寸间）
0.5 寸（歌诀阴郄五分在掌后）
0 寸（歌诀神门豌豆骨外缘）

3. 手部：2 穴

少府：掌心，第四、五掌骨小头后方凹陷中，横与手少阴经劳宫穴相平（歌诀少府小指本节后）。

少冲 *：小指桡侧，指甲角旁 0.1 寸（歌诀少冲小指桡侧边）。

（二）本经腧穴定位小结及重点穴提示

五、连穴画经

结合经络腧穴有关的解剖，表面解剖、应用解剖与功能解剖，根据手少阴心经的循行方向，从起穴至止穴，将本经所有腧穴连点成线，在人体上准确画出本经的体表循行线。

六、针刺操作及重要解剖部位提示

1. 极泉穴：针刺时上臂外展，避开腋动脉向肩峰方向直刺 0.5~1 寸。或结合臂丛神经的分布部位而进行针刺，针刺时从腋窝正中下移 2 寸处进针，避开腋毛，以防感染。

通过练习掌握腋窝及前臂部的解剖结构，体会进针深浅及针下感应，验证定位的准确性。

2. 灵道、通里、阴郄、神门：各穴下均有尺神经通过，不宜深刺。可直刺 3~5 分。

【实训小结】

1. 本经经络、腧穴定位中较重要的、且定取难度较大的体表解剖标志有哪些？

2. 极泉、青灵、少海、灵道、通里、阴郄、神门、少府、少冲。

3. 体会本经经络、腧穴的推拿感觉。

4. 填写下表（表 3-5）：

表 3-5　手少阴心经穴位操作

针刺穴位	所采用的取穴方法	针刺角度、深度	针下感应	穴位准确性评定
极泉				
通里				

5. 评价改进，上课说出实训体会与小组同学交流，下课写出实训报告。

第六节 手太阳经络与腧穴

【实训目的】

1. 掌握手太阳小肠经循行,并具有在人体上正确画出体表循行路线的能力。

2. 掌握正确运用常用腧穴定位法,并具有在人体上正确定出上肢外侧的骨度分寸及体表解剖标志的能力。

3. 掌握手太阳小肠经腧穴的归经、位置,并采用合适的标准体位在人体上正确定取,掌握临床需要体位的变化取穴。

4. 结合经络腧穴有关的解剖,表面解剖、应用解剖与功能解剖,掌握本经腧穴的解剖特点。

【实训内容】

一、本经相关体表解剖标志的定取

第五掌指关节、钩骨、三角骨、尺骨茎突、尺骨小头、尺骨鹰嘴、肱骨内上髁、腋后横纹、肩胛冈、肩胛骨内上角、冈下窝、冈上窝、第一胸椎、第三胸椎、第四胸椎、第七颈椎、胸锁乳突肌、下颌角、下颌骨髁状突、颧骨、目内眦。

二、本经相关骨度分寸

腋后纹头→肘尖9寸,肘尖→腕背横纹12寸。

三、手太阳小肠经体表循行示意线简述

手太阳小肠经从手走头,主要循行在上肢外侧后缘,起于小指尺侧端,绕肩胛,止于目内眦。手太阳小肠经又称"肩脉"。

手小指尺侧端→上肢外侧后缘→绕行肩胛部→缺盆→目外眦→耳
　　　　　　　　　　　　　　　　　　↘面颊→鼻→目内眦

四、本经腧穴定位(19穴)

(一) 分部定位

1. 手腕部:5穴,自然伸手,手背向上。

少泽 *:小指尺侧指甲角0.1寸(歌诀少泽小指尺甲角)。

前谷 ⎫
　　　⎬第五掌指关节尺侧赤白肉际 ⎰前缘凹陷中(歌诀前谷泽后节前方)
后溪 * ⎭　　　　　　　　　　　　　　⎱后缘凹陷中(歌诀后溪握拳节后取)

腕骨 * ⎫
　　　⎬手掌尺侧赤白肉际 ⎰第五掌骨基底与钩骨之间的凹陷中
阳谷 ⎭　　　　　　　　　　⎱三角骨与尺骨茎突之间的凹陷中

(歌诀腕骨腕前骨陷当,阳谷三角骨上取。)

操作提示:

(1) 微握拳,在手掌尺侧,前谷、后溪分别在第五掌指关节前与后的掌指横纹头赤白肉际处取穴;

(2) 腕骨在手掌尺侧,当第五掌骨基底与钩骨之间的凹陷处,赤白肉际处取穴。

2. 前臂部:3穴,正坐或仰卧。

养老*:侧腕掌心向胸,当尺骨茎突桡侧凹陷中(歌诀养老转手髃空藏)。

支正*:前臂背面尺侧,阳谷与小海的连线上,腕背横纹上5寸(歌诀支正腕后上五寸)。

小海:尺骨鹰嘴与肱骨内上髁之间凹陷处,当尺神经沟处(歌诀小海二骨之中央)。

操作提示:

(1) 养老取法,俯掌,以手指指尖按于尺骨小头之上,然后侧腕掌心向胸,指尖下可触知一凹陷,当尺骨茎突桡侧即是。临床上常俯掌取穴,因侧腕易滞针,所以俯掌于尺骨小头上缘之桡侧处取穴。

(2) 支正取法,应先取小海及阳谷。将阳谷与小海连线等分取中点,在中点下1寸处取支正穴。

(3) 小海取法:微屈肘,在尺骨鹰嘴与肱骨内上髁之间凹陷,当尺神经沟处,以手指弹敲有触电麻感直达小指。

3. 肩部:5穴,正坐。

$$\left.\begin{array}{l}\text{肩贞}^*\\\text{臑俞}\end{array}\right\}\text{腋后纹头直上}\left\{\begin{array}{l}\text{1寸(歌诀肩贞纹头上一寸)}\\\text{肩胛冈下缘凹陷中(歌诀臑俞贞上骨下方)}\end{array}\right.$$

天宗*:冈下窝中点,与第四胸椎相平,平肩胛骨下角(歌诀天宗岗下窝中取)。

秉风:冈上窝中点,天宗直上,举臂有凹陷处(歌诀秉风岗上窝中央)。

曲垣:肩胛冈的内上端,当臑俞与第二胸椎棘突连线的中点处(歌诀曲垣胛岗内上缘)。

操作提示:

(1) 肩贞取法:臂内收时,腋后纹头直上1寸,三角肌后缘;

(2) 臑俞取法:臂内收时,肩贞直上,肩胛冈下缘凹陷中;

(3) 天宗、秉风取法:肩胛冈中点下方,冈下窝中央凹陷处为天宗,肩胛冈中点上方,冈上窝中央,天宗直上,举臂有凹陷处。

(4) 曲垣取法:臑俞与第2胸椎棘突连线的中点,肩胛冈上窝内下缘凹陷处。

4. 背部:2穴,正坐。

肩外俞:第一胸椎棘突下,旁开3寸(歌诀陶道旁三外俞章)。

肩中俞:第七颈椎棘突下,旁开2寸(歌诀,大椎旁二中俞穴)。

操作提示:

(1) 肩外俞取法:肩胛内侧线与第1胸椎棘突下水平线交点;

(2) 肩中俞取法:大椎旁开2寸。

5. 颈项部:2穴,正坐。

天窗:胸锁乳突肌的后缘,平喉结(歌诀天窗扶后大筋旁)。

天容:胸锁乳突肌的前缘,平下颌角(歌诀天容耳下曲颊后)。

操作提示:取一侧穴时,令患者头转向对侧以显露胸锁乳突肌,抗阻力转动时肌肉显露更为明显。

6. 面部:2穴,正坐或仰卧。

颧髎 *:目外眦直下,颧骨下缘(歌诀颧髎颧骨下廉乡)。

听宫 *:耳屏前,张口凹陷(歌诀听宫之穴归何处,耳屏中前陷中央)。

(二) 本经腧穴定位小结及重点穴提示

五、连穴画经

结合经络腧穴有关的解剖,表面解剖、应用解剖与功能解剖,根据手太阳小肠经的循行方向,从起穴至止穴,将本经所有腧穴连点成线,在人体上准确画出本经的体表循行线。

六、针刺操作及重要解剖部位提示

1. 针刺操作

(1) 支正穴:直刺 0.5~0.8 寸。

将本经所有腧穴连点成线,通过练习掌握肘前部的解剖结构,体会进针深浅及针下感应,验证定位的准确性。

(2) 后溪:直刺 0.5~1 寸。治手指挛痛可透刺合谷、劳宫穴。

通过练习,体会进针深浅及针下感应,验证定位的准确性,并练习透刺法。

2. 重要解剖部位及刺灸安全提示

肩贞:向外斜刺 1.0~1.5 寸,或向前腋缝方向透刺,不宜向胸侧深刺;臑俞:直刺或斜刺 0.5~1.5 寸,不宜向胸侧深刺;天容:直刺 0.5~0.8 寸,不宜深刺,注意避开血管。

【实训小结】

1. 本经经络、腧穴定位中较重要的、且定取难度较大的体表解剖标志有哪些?

2. 定取少泽、后溪、腕骨、养老、支正、小海、天宗、颧髎、听宫。

3. 体会本经经络、腧穴的推拿感觉。

4. 填写下表(表 3-6):

表 3-6 手太阳小肠经穴位操作

针刺穴位	所采用的取穴方法	针刺角度、深度	针下感应	穴位准确性评定
后溪				

5. 评价改进,上课说出实训体会与小组同学交流,下课写出实训报告。

第七节 足太阳经络与腧穴

【实训目的】

1. 掌握足太阳膀胱经循行,并具有在人体上正确画出体表循行路线的能力。

2. 掌握正确运用常用腧穴定位法,并具有在人体上正确定出下肢后侧的骨度分寸及背部体表解剖标志的能力。

3. 掌握足太阳膀胱经腧穴的归经、位置,并采用合适的标准体位在人体上正确定取,掌握临床需要体位的变化取穴。

4. 结合经络腧穴有关的解剖,表面解剖、应用解剖与功能解剖,掌握本经腧穴的解剖特点。

【实训内容】

一、本经相关体表解剖标志的定取

目内眦、眼眶、眉头、发际、枕外隆凸、斜方肌、第七颈椎、肩胛骨、肩胛上角、肩胛下角、肩胛冈内侧端、胸椎棘突、腰椎棘突、髂嵴最高点、髂后上棘、骶正中嵴、骶骨、骶后孔、尾骨、臀横纹、股二头肌肌腱、腘横纹、腓骨、腓骨小头、腓肠肌、跟腱、外踝、骰骨、第5跖骨粗隆、第5跖骨小头、第5跖趾关节、赤白肉际、趾甲角。

二、本经相关骨度分寸

前发际正中→后发际正中 12 寸

第七颈椎棘突下→后发际正中 3 寸

眉间→第七颈椎棘突下 18 寸

前两额发角之间 9 寸

耳后两乳突之间 9 寸

肩胛骨内缘→后正中线 3 寸

骰骨大转子→腘横纹 19 寸

腘横纹→外踝尖 16 寸

三、足太阳膀胱经体表循行示意线简述

足太阳膀胱经从头走足,主要循行在背腰部一、二侧线及下肢外侧后,起于睛明,止于至阴。

其体表循行是:

目内眦→额→巅→脑→项→肩膊内→挟脊→抵腰中→贯臀→腘→

　　　　　　↓　　　　　　　　　　　　　↘络肾属膀胱　　　　　　↓

　　　　　耳上角　　　　贯胛→挟脊→髀枢→髀外后廉　　　　　　↓

　　　　　　　　　小趾之端外侧←京骨←外踝之后←贯踹

四、本经腧穴定位(67穴)

(一)分部定位

1. 头面部:9穴。

睛明 *:目内眦角稍上方凹陷处(歌诀内眦上外是睛明)。

攒竹 *:眉头陷中,眶上切迹处(歌诀眉头陷中攒竹取)。

眉冲:攒竹直上,入发际 0.5 寸(歌诀眉冲直上傍神庭)。

| 曲差
五处
承光
通天
络却 } 前发际正中旁开 1.5 寸,入前发际 { 0.5 寸
1 寸
2.5 寸
4 寸
5.5 寸 |

玉枕:后发际正中直上 2.5 寸,脑户旁开 1.3 寸,与枕外隆凸平。

(歌诀曲差庭旁一寸半,五处直后上星平,承光通天络却穴,后行俱是寸半程,玉枕脑户旁寸三)

2. 颈项部:1 穴,正坐或俯伏、俯卧。

天柱 *:斜方肌外缘与后发际处相交处,约当后发际正中旁开 1.3 寸(歌诀天柱筋外发际凹,再下脊旁寸半寻)。

操作提示:

天柱取穴:先定斜方肌外缘,此为后发际正中旁开 1.3 寸。

3. 背部:21 穴,伏卧。

胸椎

后正中线旁开	1.5 寸	旁开 3 寸
第 1 胸椎棘突下	大杼	
第 2 胸椎棘突下	风门 *	附分
第 3 胸椎棘突下	肺俞 *	魄户
第 4 胸椎棘突下	厥阴俞	膏肓 *
第 5 胸椎棘突下	心俞 *	神堂
第 6 胸椎棘突下	督俞	谚语
第 7 胸椎棘突下	膈俞 *	膈关
第 9 胸椎棘突下	肝俞 *	魂门
第 10 胸椎棘突下	胆俞 *	阳纲
第 11 胸椎棘突下	脾俞 *	意舍
第 12 胸椎棘突下	胃俞 *	胃仓

(歌诀第一大杼二风门,三椎肺俞四厥阴,心五督六膈俞七,九肝十胆仔细分,十一脾俞十二胃。第二侧线再细详,以下挟脊开三寸,二三附分魄户当,四椎膏肓玉神堂,六七谚语膈关藏,九椎魂门十阳纲,十一意舍二胃仓。)

操作提示:

(1) 正坐低头,隆起最高者是第七颈椎棘突。

(2) 肩胛内角平第三胸椎棘突。

(3) 肩胛下角平第七胸椎棘突。

4. 腰部:7 穴,伏卧。

腰椎	后正中线旁开旁开	
	1.5 寸	旁开 3 寸
第 1 腰椎棘突下	三焦俞 *	肓门
第 2 腰椎棘突下	肾俞 *	志室
第 3 腰椎棘突下	气海俞	
第 4 腰椎棘突下	大肠俞 *	
第 5 腰椎棘突下	关元俞	

(歌诀腰一三焦腰二肾,腰三气海四大肠,腰五关元骶小肠。第二侧线再细详,腰一肓门二志室。)

操作提示:

第 4 腰椎棘突约与髂嵴相平。

5. 骶尾部:11 穴,伏卧。

骶后孔	孔中	旁开 1.5 寸	旁开 3 寸
第 1 骶后孔	上髎	小肠俞 *	
第 2 骶后孔	次髎 *	膀胱俞 *	胞肓
第 3 骶后孔	中髎	中膂俞	
第 4 骶后孔	下髎	白环俞	秩边

会阳:尾骨端旁开 0.5 寸(歌诀骶骨两旁骨陷中,尾骨之旁会阳穴)。

(歌诀上次中下四髎穴。膀胱骶二椎外寻,三中膂四白环。骶一胞肓裂秩边。)

操作提示:

(1) 足太阳膀胱经背腰部腧穴,横向主要依据与脊椎棘突相平的水平线,纵向主要依据后正中线与肩胛骨内侧缘的骨度分寸,分别有 1.5、3 寸两条侧线,两线交叉点即可帮助定位。

(2) 掌握督脉经脊柱段腧穴的基础上,学习本节内容。

(3) 以 4 个骶后孔做为定穴依据。以尾骨端定会阳。

6. 下肢大腿后侧:5 穴,俯卧或侧卧位。

承扶 *:臀下横纹的中点(歌诀承扶臀下横纹中)。

殷门:承扶与委中的连线上,承扶下 6 寸(歌诀殷门扶下六寸当)。

浮郄
委阳 * } 股二头肌腱的内侧 { 委阳上 1 寸(歌诀浮郄委阳上一寸)
胭横纹外侧端(歌诀委阳胭窝外筋旁)

委中 *:胭横纹中点(歌诀委中胭窝纹中央)。

操作提示:

足太阳膀胱经在大腿后面的腧穴,定位主要依据两纹两线。两纹,即臀下横纹和胭横纹;两线,即承扶与委中的连线、和股二头肌肌腱的内侧缘。

7. 下肢小腿部:6 穴,俯卧或侧卧位。

合阳
承筋 } 委中与承山的连线上 { 委中下 2 寸(歌诀承筋合阳承山间)
委中下 5 寸

承山 *:当伸直小腿或足跟上提时,腓肠肌肌腹下出现尖角凹陷处(歌诀承山腨下分肉藏)。

飞扬 *
跗阳 } 昆仑穴直上 { 7 寸(歌诀飞扬外踝上七寸)
3 寸(歌诀跗阳踝上三寸良)

昆仑 *:外踝尖与跟腱之间凹陷处(歌诀昆仑外踝跟腱间)。

操作提示:

承山在飞扬穴内上方 1 寸处,平跟腱。

8. 足部:7 穴,仰卧或侧卧位

仆参:昆仑穴直下,跟骨外侧,赤白肉际处(歌诀仆参跟骨外下方)。

申脉 *:外踝直下方凹陷中(歌诀踝下五分申脉穴)。

金门:外踝前缘直下,骰骨下缘处(歌诀踝前骰陷金门乡)。

京骨:第五跖骨粗隆下方,赤白肉际处(歌诀大骨外下寻京骨)。

束骨 *
足通谷 } 第五跖趾关节 { 后 } 方,赤白肉际处
前

（歌诀关节之后束骨良，通谷节前陷中好）

至阴 *：足小趾末节外侧，距趾甲角 0.1 寸（歌诀至阴小趾外甲角）。

（二）本经腧穴定位小结及重点穴提示

五、连穴画经

结合经络腧穴有关的解剖、表面解剖、应用解剖与功能解剖，根据足太阳膀胱经的循行方向，从起穴至止穴，将本经所有腧穴连点成线，在人体上准确画出本经的体表循行线。

六、针刺操作及重要解剖部位提示

（一）针刺操作

1. 眉冲穴：平刺 0.5~0.8 寸

通过练习，掌握头皮组织的解剖结构，体会进针深浅及针下感应。

2. 天柱穴：直刺或斜刺 0.5~0.8 寸，不可向内上方深刺。

通过练习，掌握颈枕之间的解剖结构，体会进针深浅及针下感应，验证定位的准确性。

3. 次髎穴：直刺 1~1.5 寸

通过练习，掌握骶骨和骶后孔的解剖结构，体会进针深浅及针下感应，验证定位的准确性。

4. 委中穴：直刺 0.5~1.0 寸；或用三棱针点刺腘静脉出血。

将本经所有腧穴连点成线，通过练习掌握背腰部及臀部的解剖结构，体会进针深浅及针下感应，验证定位的准确性。

（二）重要解剖部位及刺灸安全提示

（1）睛明穴不可深刺，不宜提插捻转，以防刺破血管引起血肿；禁灸。天柱不可向内上方深刺。

（2）背部的腧穴斜刺，不可深刺，以防造成气胸。

（3）腰部的腧穴不可过于深刺，以防损伤肾脏。

【实训小结】

1. 本经经络、腧穴定位中较重要的、且定取难度较大的体表解剖标志有哪些？

2. 定取睛明、攒竹、天柱、大杼、风门、肺俞、心俞、膈俞、肝俞、胆俞、脾俞、胃俞、肾俞、大肠俞、膀胱俞、次髎、委阳、委中、膏肓、志室、秩边、承山、昆仑、申脉、束骨、至阴。

3. 比较骨度分寸法和简便取穴定取承山穴。

4. 体会本经经络、腧穴的推拿感觉。

5. 填写下表（表 3-7）：

表 3-7 足太阳膀胱经穴位操作

针刺穴位	所采用的取穴方法	针刺角度、深度	针感	穴位准确性评定
眉冲				
天柱				
次髎				
委中				
承山				

6. 评价改进,上课说出实训体会与小组同学交流,下课写出实训报告。

第八节 足少阴经络与腧穴

【实训目的】

1. 掌握足少阴肾经循行,并具有在人体上正确画出体表循行路线的能力。

2. 掌握正确运用常用腧穴定位法,并具有在人体上正确定出下肢内侧部、腹部和胸部的骨度分寸及体表解剖标志的能力。

3. 掌握足少阴肾经腧穴的归经、位置,并采用合适的标准体位在人体上正确定取,学习临床需要体位的变化取穴。

4. 结合经络腧穴有关的解剖,表面解剖、应用解剖与功能解剖,掌握本经腧穴的解剖特点。

【实训内容】

一、本经相关体表解剖标志的定取

足底、舟骨粗隆、跟腱及其跗着部、内踝尖、胫骨内后缘、半腱肌膜、半膜肌腱、耻骨联合上缘、脐中、肋间隙、锁骨。

二、本经相关骨度分寸

胫骨内侧髁下方——内踝尖 13 寸

耻骨联合上缘——股骨内上髁上缘 18 寸

两乳头之间 8 寸

三、足少阴肾经体表循行示意线简述

足少阴肾经从足走胸,主要循行在下肢内侧后缘、胸腹第一侧线,起于足小趾之下,止于舌本。

足小趾之下——足心——舟骨粗隆之下——内踝——跟中——踹内——腘内廉——股内后廉——贯脊——属肾、络膀胱

↘肝——膈——肺中——喉咙——舌本
↘心——胸中

四、本经腧穴定位(27 穴)

(一) 分部定位

1. 足部:5 穴,仰卧位

涌泉 *:足底(去趾)前 1/3 凹陷中(歌诀足心凹陷是涌泉)。

然谷 *:足舟骨粗隆下方,赤白肉际处(歌诀舟骨之下取然谷)。

太溪 *:内踝尖与跟腱之间的凹陷处(歌诀太溪内踝跟腱间)。

大钟 *
水泉 } 内踝后方 { 跟腱附着部的内侧前方凹陷处
                太溪直下 1 寸,跟骨结节的内侧凹陷处

（歌诀大钟溪泉稍后主,水泉太溪下一寸。）

照海 *:内踝尖正下方凹陷处（歌诀照海踝下四分处）。

操作提示:

足部腧穴定位,主要依据体表解剖标志。因此,要掌握舟骨和内踝尖等体表标志。

2. 小腿部:3穴,仰卧位

复溜 *　　　　　　　　2寸（歌诀复溜踝上二寸取）
交信　　太溪穴直上　 2寸,复溜前0.5寸,胫骨内侧缘后方
筑宾　　　　　　　　　5寸,太溪与阴谷的连线上

（歌诀复溜踝上二寸取,交信溜前胫骨后,踝上五寸寻筑宾。）

阴谷 *:屈膝,腘横纹内侧,半腱肌腱与半膜肌肌腱之间（歌诀膝内两筋取阴谷）。

操作提示:

小腿部腧穴,纵向以太溪直上的垂直线为标志,横向以小腿内侧的骨度分寸13寸为依据,两线交叉点即是。

3. 腹部:11穴,仰卧位

横骨　　　　　　　　　　　　　　脐下5寸
大赫　　　　　　　　　　　　　　脐下4寸
气穴　　　　　　　　　　　　　　脐下3寸
四满　　　　　　　　　　　　　　脐下2寸
中注　　　　　　　　　　　　　　脐下1寸
肓俞 *　前正中线旁开0.5寸　　　平脐
商曲　　　　　　　　　　　　　　脐上2寸
石关　　　　　　　　　　　　　　脐上3寸
阴都　　　　　　　　　　　　　　脐上4寸
腹通谷　前正中线旁开0.5寸　　　脐上5寸
幽门　　　　　　　　　　　　　　脐上6寸

（歌诀从腹中线开半寸,横骨平取曲骨沿,大赫气穴并四满,中注肓俞平脐看,商曲又恁下脘取,石关阴都通谷言,幽门适当巨阙侧。）

操作提示:

足少阴肾经腹部腧穴,纵向以前正中线旁开0.5寸的平行线为标志,横向以腹部骨度分寸为依据,两者的交叉点即是穴。

4. 胸部:6穴,仰卧位

步廊　　　　　　　　　　　　第五肋间隙中
神封　　　　　　　　　　　　第四肋间隙中
灵墟　　　　　　　　　　　　第三肋间隙中
神藏　　前正中线旁开2寸　　第二肋间隙中
彧中　　　　　　　　　　　　第一肋间隙中
俞府　　　　　　　　　　　　锁骨下缘

（歌诀诸穴均在肋隙间,步廊却近中庭穴,神封灵墟神藏间,彧中俞府平璇玑,都隔一肋仔细研。）

操作提示:

足少阴肾经胸部腧穴,纵向以前正中线旁开2寸为依据,横向以肋间隙为主要依据,两者的交叉点即是穴。

（二）本经腧穴定位小结及重点穴提示

五、连穴画经

结合经络腧穴有关的解剖，即表面解剖、应用解剖与功能解剖，根据足少阴肾经的循行方向，从起穴至止穴，将本经所有腧穴连点成线，在人体上准确画出本经的体表循行线。

六、针刺操作及重要解剖部位提示

（一）针刺操作

（1）太溪：直刺 0.5~1.5 寸

通过练习，掌握踝关节内侧的解剖结构，体会进针深浅及针下感应，验证定位的准确性。

（2）肓俞：直刺 1.0~1.5 寸

通过练习，掌握脐周围和腹壁的解剖结构，体会进针深浅及针下感应，验证定位的准确性。

（二）重要解剖部位及刺灸安全提示

胸部诸穴（步廊、神封、灵墟、神藏、彧中、俞府）：斜刺或平刺 0.5~0.8 寸，不宜直刺和深刺，以免损伤内脏。

【实训小结】

1. 本经经络、腧穴定位中较重要的、且定取难度较大的体表解剖标志有哪些？
2. 定取涌泉、然谷、阴谷、肓俞、俞府。
3. 体会本经经络、腧穴的推拿感觉。
4. 填写下表（表 3-8）：

表 3-8　足少阴肾经穴位操作

针刺穴位	所采用的取穴方法	针刺角度、深度	针下感应	穴位准确性评定
太溪				
肓俞				
神封				

5. 评价改进，上课说出实训体会与小组同学交流，下课写出实训报告。

第九节　手厥阴经络与腧穴

【实训目的】

1. 掌握手厥阴心包经循行，并具有在人体上正确画出体表循行路线的能力。
2. 掌握正确运用常用腧穴定位法，并具有在人体上正确定出胸部、上肢内侧的骨度分寸及体表解剖标志的能力。
3. 掌握手厥阴心包经腧穴的归经、位置，并采用合适的标准体位在人体上正确定取，学习临床需要体位的变化取穴。

4. 结合经络腧穴有关的解剖,表面解剖、应用解剖与功能解剖,掌握本经腧穴的解剖特点。

【实训内容】

一、本经相关体表解剖标志的定取

乳头,肱二头肌长、短头,肱二头肌肌腱,掌长肌腱,桡侧腕屈肌腱,掌指关节,中指端。

二、本经相关骨度分寸

腋前纹头➡️肘横纹9寸,肘横纹➡️腕横纹12寸。

三、手厥阴心包经体表循行示意线简述

手厥阴心包经从胸走手,主要循行在上肢内侧中间,止于无名指末端。

侧胸上部➡️上肢内侧面的中间➡️掌中➡️无名指末端。

四、本经腧穴定位(9穴)

(一) 分部定位

1. 胸部:1穴,坐位或仰、侧卧位。

天池 *:乳头外旁开1寸,第四肋间隙中(歌诀天池乳外旁一寸)。

操作提示:

乳头即在第四肋间隙中,距前正中线4寸,取其1/4移至乳头外侧,即为天池。

2. 上臂部:1穴,坐位或仰卧位。

天泉:腋前纹头下2寸,肱二头肌长、短头之间(歌诀天泉腋下二寸循)。

3. 前臂部:5穴,正坐,微屈肘。

曲泽 *:肘横纹上,肱二头肌肌腱的尺侧缘(歌诀曲泽腱内横纹上)。

$$\left.\begin{matrix}郄门 * \\ 间使 * \\ 内关 * \\ 大陵 *\end{matrix}\right\}腕横纹上\left\{\begin{matrix}5寸 \\ 3寸 \\ 2寸 \\ 0寸\end{matrix}\right.掌长肌腱与桡侧腕屈肌腱之间$$

(歌诀郄门去腕五寸寻,间使腕后方三寸,内关掌后二寸停,掌后纹中大陵在,两条肌腱标准明)

操作提示:

(1) 仰掌,微屈肘,可在肘横纹正中摸到肱二头肌肌腱,尺侧凹陷中为曲泽穴。桡侧为尺泽。

(2) 前臂部穴位取法:握拳屈腕,纵向在掌长肌腱与桡侧腕屈肌腱之间,横向在腕横纹至肘横纹共12寸,当腕横纹上5寸、3寸、2寸、0寸,可依次取郄门、间使、内关、大陵。

4. 手部2穴,正坐,掌心向上。

劳宫 *:掌心,第二、三掌骨小头后方凹陷中(歌诀劳宫屈指掌心取)。

中冲 *:中指尖端(歌诀中指末端是中冲)。

（二）本经腧穴定位小结及重点穴提示

五、连穴画经

结合经络腧穴有关的解剖，即表面解剖、应用解剖与功能解剖，根据手厥阴心包经的循行方向，从起穴至止穴，将本经所有腧穴连点成线，在人体上准确画出本经的体表循行线。

六、针刺操作及重要解剖部位提示

（一）针刺操作

（1）内关：直刺 0.5~1 寸。

通过练习，掌握前臂部的解剖结构，体会进针深浅及针下感应，验证定位的准确性。

（2）天泉：直刺 0.5~0.8 寸。

通过练习，掌握前上臂部的解剖结构，体会进针深浅及针下感应，验证定位的准确性。

（二）重要解剖部位及刺灸安全提示

天池：斜刺或平刺 0.3~0.5 寸，不可深刺，以免伤及心、肺。

【实训小结】

1. 本经经络、腧穴定位中较重要的、且定取难度较大的体表解剖标志有哪些？
2. 定取天池、曲泽、郄门、间使、内关、大陵、劳宫、中冲。
3. 体会本经经络、腧穴的推拿感觉。
4. 填写下表（表 3-9）：

表 3-9　手厥阴心包经穴位操作

针刺穴位	所采用的取穴方法	针刺角度、深度	针下感应	穴位准确性评定
内关				
天泉				

5. 评价改进，上课说出实训体会与小组同学交流，下课写出实训报告。

第十节　手少阳经络与腧穴

【实训目的】

1. 掌握手少阳三焦经循行，并具有在人体上正确画出体表循行路线的能力。
2. 掌握正确运用常用腧穴定位法，并具有在人体上正确定出上肢外侧的骨度分寸及体表解剖标志的能力。
3. 掌握手少阳三焦经腧穴的归经、位置，并采用合适的标准体位在人体上正确定取，学习临床需要体位的变化取穴。
4. 结合经络腧穴有关的解剖，表面解剖、应用解剖与功能解剖，掌握本经腧穴的解剖特点。

【实训内容】

一、本经相关体表解剖标志的定取

第四、五掌指关节,指总伸肌腱,腕背横纹,尺、桡骨,尺骨鹰嘴,三角肌,肩峰,肱骨大结节,第七颈椎,下颌角,胸锁乳突肌,乳突,耳郭,耳郭根,耳尖,鬓发后缘,下颌骨髁状突,眉梢。

二、本经相关骨度分寸

腋后纹头 → 肘横纹 9 寸,肘横纹 → 腕背横纹 12 寸。

三、手少阳三焦经体表循行示意线简述

手少阳三焦经从手走头,主要循行在上肢外侧中间,起于无名指末端,止于目外眦。

无名指末端 → 手背第 4、5 掌骨间 → 上肢外侧中间部 → 上肩 → 颈部 → 耳内及耳前后 → 面颊 → 目外眦

四、本经腧穴定位(23穴)

(一) 分部定位

1. 手腕部:4 穴,自然伸手,手背向上。

关冲 *:第四指外侧指甲角旁开 0.1 寸(歌诀关冲无名指甲内)。

液门:手背,第四、五指缝的缝纹端(歌诀液门握拳指缝讨)。

中渚 *:手背,第四、五掌指关节后缘凹陷中(歌诀中渚液门上一寸)。

阳池 *:腕背横纹上,指总伸肌腱尺侧凹陷中(歌诀阳池腕表有陷凹)。

操作提示:

手指伸直,腕背屈,手背部指总伸肌腱可以凸现,在其尺侧凹陷中,当腕关节面处腕背横纹上取阳溪穴。

2. 前臂部:6 穴,端坐或仰卧,侧腕,使尺、桡骨平行。

外关		2 寸
支沟		3 寸
会宗	前臂外侧尺、桡骨之间,腕背横纹上	3 寸,尺骨桡侧缘
三阳络		4 寸
四渎		7 寸,或肘尖下 5 寸

天井 *:微屈肘,尺骨鹰嘴上缘凹陷中

(歌诀腕上二寸取外关,支沟腕上三寸安,会宗三寸尺骨缘,三阳络在四寸间,肘下五寸寻四渎,肘上一寸天井见。)

操作提示:

(1)腕背横纹至肘横纹共 12 寸,四等分,在下 1/4 处,尺、桡骨之间可以定支沟穴;支沟下 1 寸定外关。

(2)微屈肘,尺骨鹰嘴上缘有一凹陷中可取天井,约当肘尖上 1 寸。

3. 上臂部:3 穴,正坐或仰卧。

清冷渊:天井穴上 1 寸(歌诀肘上二寸清冷渊)。

消泺:清冷渊与臑会连线的中点(歌诀消泺渊臑正中间)。

臑会:天井与肩髎的连线上,三角肌后缘处(歌诀臑会三角肌后下)。

4. 肩部:2穴,正坐或仰卧。

肩髎*:上臂外展或平举时,肩峰后下方凹陷处(歌诀肩髎肩峰后下陷)。

天髎:肩井直下1寸(歌诀天髎肩井后一寸)。

操作提示:

上臂外展或平举时,肩峰后下方凹陷处,可以定取肩髎穴。肩峰前下方凹陷处是肩髃。

5. 颈部:1穴,正坐或仰卧。

天牖:胸锁乳突肌的后缘,平下颌角(歌诀天牖平颌肌后缘)。

6. 侧头部(耳周)6穴,正坐、仰卧或侧卧。

翳风*:平耳垂后下缘,当乳突与下颌角之间的凹陷中(歌诀乳突颌角取翳风)。

角孙*:折耳,当耳尖直上入发际处。

$$\left.\begin{matrix}\text{瘈脉}\\[1em]\text{颅息}\end{matrix}\right\}\ \begin{matrix}\text{翳风与角孙沿耳}\\\text{郭的弧形连线上}\end{matrix}\ \left\{\begin{matrix}\text{下 1/3 折点处}\\[1em]\text{上 1/3 折点处}\end{matrix}\right.$$

耳门*:屏上切迹前缘,张口凹陷中。

耳和髎:耳郭根上缘水平线与鬓发后缘相交处。

(歌诀乳突颌角取翳风,下三分之一瘈脉现,上三分之一颅息取,角孙入发平耳尖,耳门屏上切迹前,和髎耳根前指宽)

7. 面部:1穴,正坐或仰卧。

丝竹空*:当眉梢凹陷处(歌诀丝竹空在眉梢陷)。

(二)本经腧穴定位小结及重点穴提示

五、连穴画经

结合经络腧穴有关的解剖、表面解剖、应用解剖与功能解剖,根据手少阳三焦经的循行方向,从起穴至止穴,将本经所有腧穴连点成线,在人体上准确画出本经的体表循行线。

六、针刺操作及重要解剖部位提示

(一)针刺操作

支沟:直刺0.5~1寸。

通过练习掌握前臂部解剖结构,体会进针深浅及针下感应,验证定位的准确性。

(二)重要解剖部位及刺灸安全提示

(1)翳风深层有面神经、颈外动脉的分支、耳后动脉避开勿刺伤。

(2)耳门在屏上切迹前缘,临床上应闭口凹陷中。分布着颞浅动、静脉耳前支,耳颞神经,面神经颞支等,避开勿刺伤。

【实训小结】

1. 本经经络、腧穴定位中较重要的、且定取难度较大的体表解剖标志有哪些?

2. 定取关冲、中渚、阳池、外关、支沟、天井、肩髎、翳风、角孙、耳门、丝竹空。

3. 体会本经经络、腧穴的推拿感觉。

4. 填写下表（表 3-10）：

表 3-10　手少阳三焦经穴位操作

针刺穴位	所采用的取穴方法	针刺角度、深度	针下感应	穴位准确性评定
支沟				
翳风				

5. 评价改进，上课说出实训体会与小组同学交流，下课写出实训报告。

第十一节　足少阳经络与腧穴

【实训目的】

1. 掌握足少阳胆经循行，并具有在人体上正确画出体表循行路线的能力。

2. 掌握正确运用常用腧穴定位法，并具有人体上正确定出头侧部、颈肩部、胁肋部、下肢外侧的骨度分寸及体表解剖标志的能力。

3. 掌握足少阳胆经腧穴的归经、位置，并采用合适的标准体位在人体上正确定取，学习临床需要体位的变化取穴。

4. 结合经络腧穴有关的解剖，表面解剖、应用解剖与功能解剖，掌握本经腧穴的解剖特点。

【实训内容】

一、本经相关体表解剖标志的定取

目外眦、眶骨、屏间切迹，下颌骨髁状突、颧弓、鬓发、耳尖、耳根后缘、乳突、枕外隆凸、枕骨、胸锁乳突肌、斜方肌、肩峰、腋中线、肋骨，乳头，第 4~7 肋间隙，第 11、12 肋骨游离端、肚脐、髂前上棘、股骨大转子、骶管裂孔、腘横纹、股外侧肌、股二头肌、股骨外上髁、腓骨小头、腓骨、外踝、趾长伸肌腱、小趾伸肌腱、第 4 跖趾关节。

二、本经相关骨度分寸

眉间（印堂）→前发际正中 3 寸

两额角发际间 9 寸

耳后两乳突（完骨）之间 9 寸

腋窝顶点→第 11 肋游离端（章门）12 寸

季胁（第 11 肋游离端）以下→髀枢（股骨大转子高点）9 寸

脐中→横骨上廉（耻骨联合上缘）　5 寸

髀枢（股骨大转子）→膝中 19 寸

膝中→外踝尖 16 寸

三、足少阳胆经体表循行示意线简述

足少阳经从头走足,主要分布于体侧即头侧面、侧胸腹、下肢外侧中间。起于目外眦止于第四趾。

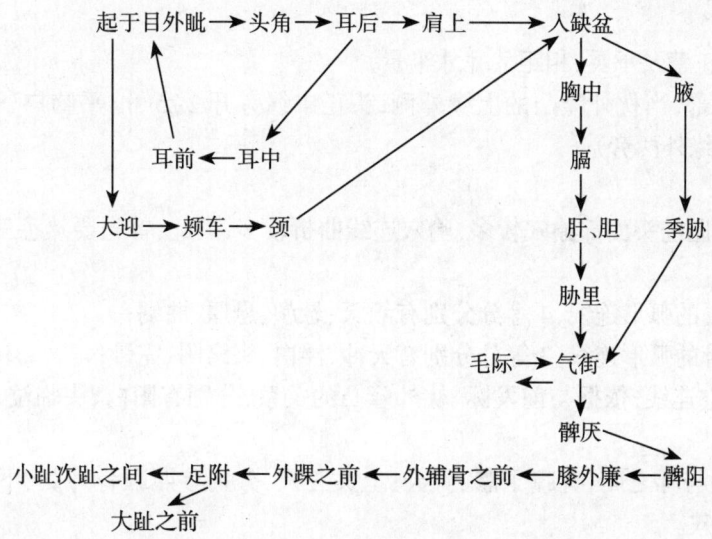

四、本经腧穴定位(44穴)

(一) 分部定位

1. 头面部:19穴,坐位或仰卧位

瞳子髎 *:在面部,目外眦旁,当眶骨外侧缘处(歌诀外眦五分瞳子髎)。

听会 *:面部当耳屏间切迹的前方,下颌骨髁状突的后缘,张口有凹陷处(歌诀听会耳前珠陷详)。

上关:在耳前,下关直上,当颧弓的上缘凹陷处(歌诀上关下关上一寸)。

颔厌
悬颅 }在头部鬓发上,头维与曲鬓弧形连线的中点 { 上 1/4 折点处
悬厘   下 1/4 折点处

曲鬓 *:在头部,当耳前鬓角发际后缘的垂直线与耳尖水平线交叉点处。

(歌诀以下五穴细推商,头维胃经连颔厌,悬颅悬厘在下方,曲鬓角孙前一指,头维曲鬓串一行,五穴间隔均相等)

率谷 *:在头部,当耳尖直上,入发际 1.5 寸,角孙穴直上方(歌诀率谷入发寸半量)。

天冲:在头部,当耳根后缘直上入发际 2 寸,率谷后 0.5 寸处(歌诀天冲率后斜五分)。

浮白
头窍阴 }天冲与完骨的弧形连线的 { 上 1/3 折点处
                                            下 1/3 折点处

(歌诀浮白率后一寸乡,头窍阴穴乳突上)

完骨 *:在头部,当耳后乳突的后下方凹陷处(歌诀完骨乳突后下方)。

本神 *:在头部,当前发际上 0.5 寸,神庭旁开 3 寸处(歌诀本神神庭三寸旁)。

阳白 *:在前额部,当瞳孔直上,眉上 1 寸(歌诀阳白眉上一寸量)。

头临泣 *:在头部,当瞳孔直上入前发际 0.5 寸,神庭与头维连线的中点处(入发五分头临泣,庭维之间取之良)。

$$
\left.\begin{array}{l}目窗\\正营\\承灵\end{array}\right\} 头正中线旁开 2.25 寸,前发际上 \left\{\begin{array}{l}1.5 寸\\2.5 寸\\4 寸\end{array}\right.
$$

(歌诀目窗正营及承灵,相距寸寸寸半量)

脑空:在头部,当枕外隆凸的上缘外侧,头正中线旁开 2.25 寸,平脑户(歌诀,脑空池上平脑户,粗隆上缘外两旁)。

操作提示:

(1)足少阳胆经头面部腧穴较多,腧穴连线曲折较多,因此,首先要熟悉三条连线以及连线的起止点:

头维与曲鬓的弧形连线,4 等分分别有颔厌、悬颅、悬厘、曲鬓;

天冲与完骨的弧形连线,3 等分分别有天冲、浮白、头窍阴、完骨;

阳白到脑空连线,依据与前发际、枕外隆凸的关系,分别有阳白、头临泣、目窗、正营、承灵、脑空穴。

(2)目外眦与耳之间,有瞳子髎、听会、上关三穴,分别参照眶骨外侧、下颌骨髁状突后缘、颧弓上缘取穴。

(3)率谷穴,依据耳尖和发际定穴;本神依据前发际上 0.5 寸和神庭与头维连线的外 1/3 定穴。

2. 颈肩部:2 穴,正坐、俯伏坐位或俯卧位

风池 *:当枕骨之下,与风府相平,胸锁乳突肌与斜方肌上端之间的凹陷处(歌诀风池耳后发际陷,颅底筋外有陷凹)。

肩井 *:在肩上,前直乳中(锁骨中线与缺盆),当大椎与肩峰端连线的中点处(歌诀肩井大椎肩峰间)。

操作提示:

(1)风池穴定位,关键是识别和触摸胸锁乳突肌、斜方肌上端之间的凹陷,两肌肌腱附着于枕外隆凸,而风池穴在枕骨下方与风府相平处。

(2)肩井穴定位依据大椎穴和肩峰端。

3. 胁肋部:5 穴,正坐或仰卧位

$$
\left.\begin{array}{l}渊腋\\辄筋\end{array}\right\} 第四肋间隙中 \left\{\begin{array}{l}腋中线上(歌诀渊液腋下三寸见)\\腋前 1 寸(歌诀辄筋腋前横一寸)\end{array}\right.
$$

日月 *:乳头直下,第七肋间隙中(歌诀日月乳下三肋现)。

京门 *:当第 12 肋骨游离端的下方(歌诀京门十二肋骨端)。

带脉 *:第 11 肋骨游离端下方垂线与脐水平线的交叉点上(带脉直脐季肋端)(歌诀带脉章下平脐看)。

操作提示:

胁肋部 5 穴的定位主要依据肋骨和肋间隙,有第 4、7 肋间隙和第 11、12 肋游离端。

4. 侧腹部:2 穴,仰卧位

五枢:髂前上棘的前方,与脐下 3 寸(关元)水平线的交叉点(歌诀五枢髂前上棘前)。

维道:五枢穴前下 0.5 寸(歌诀略下五分维道见)。

操作提示:

首先依据脐下 3 寸(关元)水平线和髂前上棘前,确定五枢穴;然后在五枢穴前下 0.5 寸处定穴。

5. 髋部和臀部:2 穴,侧卧或俯卧位

居髎:髂前上棘与股骨大转子最凸点连线的中点处(歌诀居髎髂前转子取)。

环跳 *:骶管裂孔与股骨大转子最凸点连线的外 1/3 折点处(歌诀环跳髀枢陷中间)。

操作提示:

居髎和环跳穴定取的主要依据两条连线:髂前上棘与股骨大转子最凸点的连线、骶管裂孔与股骨大转子最凸点的连线。

6. 大腿外侧:3 穴,仰卧或俯卧位

风市 } 大腿外侧部的中线上,股外侧肌 { 7 寸
中渎 } 与股二头肌之间,腘横纹上 { 5 寸

(歌诀风市垂手中指尽,其下二寸中渎陈)

膝阳关:膝外侧,股骨外上髁上方的凹陷处(歌诀阳关阳陵上三寸)。

7. 小腿外侧:6 穴,仰卧或俯卧位。

阳陵泉 *:腓骨小头前下方的凹陷中(歌诀小头前下阳陵泉)。

阳交 } 外踝尖上 7 寸,腓骨 { 后缘
外丘 } { 前缘

光明 * } { 5 寸,腓骨前缘
阳辅 } 外踝尖上 { 4 寸,腓骨前缘稍前方
悬钟 * } { 3 寸,腓骨前缘

(歌诀阳交外丘骨前后,踝上七寸丘在前,光明踝五阳辅四,悬钟三寸骨前缘)

8. 足部:5 穴,仰卧位。

丘墟 *:足外踝的前下方的凹陷处,当趾长伸肌腱的外侧(歌诀外踝前下丘墟寻)。

足临泣 *:第 4 跖趾关节的后方,小趾伸肌腱外侧凹陷处(歌诀节后筋外足临泣)。

地五会:第 4 跖趾关节的后方,小趾伸肌腱的内侧缘(歌诀地五会在筋内存)。

侠溪 *:第 4、5 趾之间,趾蹼缘后方赤白肉际处。

足窍阴 *:足第四趾末节外侧,距趾甲角 0.1 寸(歌诀四趾外侧足窍阴)。

(二)本经腧穴定位小结及重点穴提示

五、连穴画经

结合经络腧穴有关的解剖,即表面解剖、应用解剖与功能解剖,根据足少阳胆经的循行方向,从起穴至止穴,将本经所有腧穴连点成线,在人体上准确画出本经的体表循行线。

六、针刺操作及重要解剖部位提示

(一)针刺操作

(1) 听会穴:直刺 0.5~1 寸。

通过练习,掌握耳前与颞颌关节的解剖结构,体会进针深浅及针下感应,验证定位的准确性。

（2）环跳穴：直刺 2~5 寸

通过练习,掌握臀部的解剖结构,体会进针深浅及针下感应,验证定位的准确性。

（3）阳陵泉穴：直刺 1~2 寸。

通过练习,腓骨前缘的解剖结构,体会进针深浅及针下感应,验证定位的准确性。

（二）重要解剖部位及刺灸安全提示

（1）风池穴：向鼻尖方向斜刺 0.8~1.2 寸。注意深度和方向,避免刺入枕骨大孔内。

（2）肩井穴：直刺 0.3~0.5 寸。切忌深刺,和大幅度提插,以免刺伤肺尖。

（3）渊腋、辄筋、日月：平刺或斜刺 0.5~0.8 寸,切忌深刺,和大幅度提插,以免刺伤肺脏。

【实训小结】

1. 本经经络、腧穴定位中较重要的、且定取难度较大的体表解剖标志有哪些?

2. 定取完骨、阳白、风池、肩井、带脉、环跳、阳陵泉、光明、悬钟、足临泣。

3. 体会本经经络、腧穴的推拿感觉。

4. 填写下表（表 3-11）:

表 3-11　足少阳胆经穴位操作

针刺穴位	所采用的取穴方法	针刺角度、深度	针下感应	穴位准确性评定
听会				
环跳				
阳陵泉				

5. 评价改进,上课说出实训体会与小组同学交流,下课写出实训报告。

第十二节　足厥阴经络与腧穴

【实训目的】

1. 掌握足厥阴肝经循行,并具有在人体上正确画出体表循行路线的能力。

2. 掌握正确运用常用腧穴定位法,并具有在人体上正确定出下肢内侧部、腹部和胸部的骨度分寸及体表解剖标志的能力。

3. 掌握足厥阴肝经腧穴的归经、位置,并采用合适的标准体位在人体上正确定取,学习临床需要体位的变化取穴。

4. 结合经络腧穴有关的解剖,即表面解剖、应用解剖与功能解剖,掌握本经腧穴的解剖特点。

【实训内容】

一、本经相关体表解剖标志的定取

足大趾,第 1、2 跖骨结合部,胫骨前肌腱,胫骨内侧面,胫骨内侧髁,股骨内上髁,缝匠肌,耻骨联合,第 11 肋游离端,第六肋间隙。

二、本经相关骨度分寸

胫骨内侧髁下方 ⟶ 内踝尖 13 寸

耻骨联合上缘 ⟶ 股骨内上髁上缘 18 寸

三、足厥阴肝经体表循行示意线简述

从足走胸,主要循行在下肢内侧前缘,起于足大趾指丛毛之际止于肺。

足大趾指丛毛之际 ⟶ 足背 ⟶ 腘内廉 ⟶ 大腿内侧 ⟶ 外生殖器 ⟶ 小腹 ⟶ 胃、肝、胆 ⟶ 膈 ⟶ 胁肋 ⟶ 喉咙 ⟶ 颃颡 ⟶ 目系 ⟶ 额、巅

膈 ⟶ 肺

颊里 ⟶ 唇内

四、本经腧穴定位(14 穴)

(一) 分部定位

1. 足部:5 穴,正坐或仰卧位。

大敦:足大趾末节外侧,距趾甲角 0.1 寸(歌诀大敦蹈趾外甲角)。

行间:第 1、2 趾间,趾蹼缘的后方赤白肉际处(歌诀行间纹端趾缝寻)。

太冲:第 1 跖骨间隙的后方凹陷处(歌诀太冲关节后凹陷)。

中封:足背侧,胫骨前肌腱的内侧凹陷处(歌诀踝前筋内取中封)。

2. 小腿部:2 穴,正坐或仰卧位

蠡沟
中都 } 胫骨内侧面的中央,内踝尖上 { 5 寸
7 寸

(歌诀踝上五寸蠡沟穴,中都踝上七寸擒)

操作提示:

足厥阴肝经小腿部腧穴位于胫骨内侧面的中央。

3. 膝部:2 穴,正坐或仰卧位

膝关:阴陵泉后 1 寸(歌诀膝关阴陵后一寸)。

曲泉:屈膝,当膝关节内侧面横纹内侧端、半腱肌和半膜肌止端的前凹陷处(歌诀曲泉屈膝横纹上)。

操作提示:

膝部腧穴定位,主要掌握膝关节内侧的解剖结构和腧穴的局部解剖。

4. 大腿部:4 穴,正坐或仰卧位

阴包:股骨内上髁上 4 寸,股内肌与缝匠肌之间(阴包膝上方四寸)。

足五里
阴廉 } 气冲穴直下 { 3 寸(气冲下三足五里)
2 寸(阴廉气二动脉中)

急脉:气冲外下方,腹股沟股动脉搏动处(急脉阴旁二五分)。

操作提示:

大腿部腧穴,主要以气冲穴(足阳明胃经)为标志。骨度分寸以耻骨联合上缘至股骨内

上髁上缘为·18寸计。

5. 胸腹部:2穴,正坐或仰卧位。

章门:第11肋游离端的下方(歌诀季肋下缘章门穴)。

期门:乳头直下,第6肋间隙(歌诀乳下二肋寻期门)。

操作提示:

胸腹部腧穴以肋骨端或肋间隙为依据定位。

（二）本经腧穴定位小结及重点穴提示

五、连穴画经

结合经络腧穴有关的解剖,表面解剖、应用解剖与功能解剖,根据足厥阴肝经的循行方向,从起穴至止穴,将本经所有腧穴连点成线,在人体上准确画出本经的体表循行线。

六、针刺操作及重要解剖部位提示

（一）针刺操作

⑴ 太冲:直刺0.5~1.0寸

通过练习,掌握足背部的解剖结构,体会进针深浅及针下感应,验证定位的准确性。

⑵ 蠡沟:平刺0.5~0.8寸

通过练习,掌握胫骨内侧面骨部腧穴的解剖结构与特征,体会进针深浅及针下感应,验证定位的准确性。

（二）重要解剖部位及刺灸安全提示

期门:斜刺或平刺0.5~0.8寸,不宜直刺和深刺,以免损伤深层脏器。

【实训小结】

1. 本经经络、腧穴定位中较重要的、且定取难度较大的体表解剖标志有哪些?

2. 定取膝关、曲泉、章门、期门。

3. 体会本经经络、腧穴的推拿感觉。

4. 填写下表(表3-12):

表3-12 足厥阴肝经穴位操作

针刺穴位	所采用的取穴方法	针刺角度、深度	针下感应	穴位准确性评定
太冲				
蠡沟				

5. 评价改进,上课说出实训体会与小组同学交流,下课写出实训报告。

第十三节 督脉及腧穴

【实训目的】

1. 掌握督脉循行,并具有在人体上正确画出体表循行路线的能力。

2. 掌握正确运用常用腧穴定位法,并具有在人体正确定出头面项部、肩胛、背腰骶部的骨度分寸及体表解剖标志的能力。

3. 掌握督脉腧穴的归经、位置,并采用合适的标准体位在人体上正确定取,学习临床需要体位的变化取穴。

4. 结合经络腧穴有关的解剖,表面解剖、应用解剖与功能解剖,掌握本经腧穴的解剖特点。

【实训内容】

一、本经相关体表解剖标志的定取

尾骨、骶管裂孔、各脊椎棘突、枕骨粗隆、发际、人中沟、上唇系带及髂嵴高点、肩胛下角、肩胛冈。

二、本经相关寸的定位及分寸数

前发际正中→后发际正中 12 寸

三、督脉体表循行示意线简述

由下而上,循行于后正中线,上至头面正中线,止于上唇系带中点。

尾骶端 → 脊柱正中 → 项后正中 → 头正中线 → 前额 → 鼻柱 → 人中沟 → 上唇系带

四、本经腧穴定位(28 穴)

(一) 分部定位

1. 尾骶部:1 穴,伏卧或胸膝位

长强 *:尾骨尖端与肛门连线的中点(歌诀尾骨之端是长强)。

2. 腰部:4 穴,伏卧位。

腰俞:骶管裂孔中(歌诀骶管裂孔取腰俞)。

$$
\left.
\begin{array}{l}
\text{腰阳关 *} \\
\text{命门 *} \\
\text{悬枢}
\end{array}
\right\}
\text{第}
\left\{
\begin{array}{l}
4 \\
2 \\
1
\end{array}
\right\}
\text{腰椎棘突下}
$$

(歌诀腰四阳关平髋量,腰二命门一悬枢)

操作提示:

先定腰阳关,两侧髂嵴高点连线的中点相当第 4 腰椎棘突,注意要在棘突下凹陷中取穴,然后仔细向上推摸第 2 腰椎棘突、第 1 腰椎棘突,分别取命门、悬枢。

3. 背部:9 穴,伏卧位。

$$
\left.
\begin{array}{l}
\text{脊中} \\
\text{中枢 *} \\
\text{筋缩} \\
\text{至阳 *} \\
\text{灵台} \\
\text{神道} \\
\text{身柱 *} \\
\text{陶道}
\end{array}
\right\}
\text{第}
\left\{
\begin{array}{l}
11 \\
10 \\
9 \\
7 \\
6 \\
5 \\
3 \\
1
\end{array}
\right\}
\text{胸椎棘突下}
$$

（歌诀十一椎下脊中藏,十椎中枢九筋缩,七椎之下乃至阳,六灵五神三身柱,陶道一椎之下取。）

大椎 *:第 7 颈椎棘突下（歌诀大椎第七颈椎之下取）。

操作提示:

(1) 两侧肩胛下角的连线中点相当于第 7 胸椎（棘突下取至阳),下背部诸穴可以此为基准,由此向下逐一定取第 9、10、11 胸椎,或向上定取第 6、5 胸椎。

(2) 第 7 颈椎,因其棘突在颈椎中最长,故又称为"隆椎",低头时,项部隆起最明显者即是,与肩相平。在第 7 颈椎棘突下可定取大椎穴,是背腧穴可以此为基准,由此向下逐一定取第 1、3 胸椎。

4. 头顶部:10 穴,正坐或俯伏坐位。

哑门 * ⎫   ⎧ 0.5 寸 ⎫
风府 * ⎪   ⎪ 1 寸   ⎪
脑户   ⎬ 后发际正中直上   ⎨ 2.5 寸 ⎬ 枕外隆凸下缘凹陷中
强间   ⎪   ⎪ 4 寸   ⎪ 枕外隆凸上缘凹陷中
后顶   ⎭   ⎩ 5.5 寸 ⎭

百会 * ⎫   ⎧ 5 寸   ⎫
前顶   ⎪   ⎪ 3.5 寸 ⎪
囟会   ⎬ 前发际正中直上   ⎨ 2 寸   ⎬
上星 * ⎪   ⎪ 1 寸   ⎪
神庭   ⎭   ⎩ 0.5 寸 ⎭

（歌诀哑门入发五分处,风府一寸宛中当,粗隆上缘寻脑户,强间户上寸半量,后顶直上又寸五,百会前五后七量,会前寸五前顶取,囟会星后一寸长,小儿禁刺当牢记,上星入发一寸量,神庭五分入发际。）

操作提示:

(1) 先定百会、风府、神庭:耳尖直上,头顶正中取百会;枕外隆凸下缘凹陷中取风府;前发际正中直上 0.5 寸（拇指同身寸）取神庭。

(2) 哑门:位于后发际正中→风府穴中点,平第二颈椎棘突上缘。

(3) 风府→百会之间分为 4 等分,共 3 个点,由上而下分别为脑户、强间、后顶。

(4) 百会→神庭之间分为 3 等分,分别在后 1/3 和前 1/3 折点处取前顶、囟会。

(5) 上星:位于前发际正中直上 1 寸,用拇指同身寸法定取。

5. 面部:4 穴,正坐位或仰卧位。

素髎 *:鼻尖正中。

水沟 *:人中沟上 1/3 折点处。

兑端:人中沟下端,皮肤与唇移行处。

龈交:上唇系带与齿龈相接处。

（歌诀素髎鼻尖准头乡,水沟鼻唇沟上取,兑端唇上尖端藏,龈交上唇系带底,经行背头居中行。）

（二）本经腧穴定位小结及重点穴提示

五、连穴画经

结合经络腧穴有关的解剖,表面解剖、应用解剖与功能解剖,根据督脉的循行方向,从起穴至止穴,将本经所有腧穴连点成线,在人体上准确画出本经的体表循行线。

六、针刺操作及重点解剖部位提示

（一）针刺操作

百会穴:平刺(进针角度 15°~25°),0.5~0.8 寸。

通过练习掌握头皮部解剖结构,体会进针深浅及针下感应,验证定位准确性。

（二）重要解剖部位及刺灸安全提示

(1) 长强:针尖向上,与骶骨平行,斜刺 0.5~1 寸,直刺易伤直肠。

(2) 颈椎、胸椎棘突下诸穴,斜刺 0.5~1 寸,不宜直刺、深刺,勿伤脊髓。

(3) 哑门、风府:伏案正坐,头微前倾,项肌放松,向下颌方向缓刺 0.5~1 寸。不可向上斜刺或深刺,经免刺入枕骨大孔,误伤延髓。

【实训小结】

1. 本经经络、腧穴定位中较重要的、且定取难度较大的体表解剖标志有哪些?

2. 定取风府、神庭、哑门、强间、前顶。

3. 体会本经经络、腧穴的推拿感觉。

4. 填写下表(表 3-13):

表 3-13　督脉穴位操作

针刺穴位	所采用的取穴方法	针刺角度、深度	针下感应	穴位准确性评定
百会				
大椎				

5. 评价改进,上课说出实训体会与小组同学交流,下课写出实训报告。

第十四节　任脉及腧穴

【实训目的】

1. 掌握任脉循行,并具有在人体上正确画出体表循行路线的能力。

2. 掌握正确运用常用腧穴定位法,并具有在人体正确定出胸腹部分寸及体表解剖标志的能力。

3. 掌握任脉腧穴的归经、位置,并采用合适的标准体位在人体上正确定取,学习临床需要体位的变化取穴。

4. 结合经络腧穴有关的解剖,表面解剖、应用解剖与功能解剖,掌握本经腧穴的解剖特点。

【实训内容】

一、本经相关体表解剖标志的定取

耻骨联合、脐、胸剑联合、胸骨角、胸骨柄、胸骨上窝、第一、二、三、四肋间隙、舌骨体、喉结、颏唇沟。

二、本经相关寸的定位及分寸数

胸骨上窝(天突) → 胸剑联合中点(歧骨)9 寸;胸剑联合中点(歧骨) → 脐中 8 寸;脐中 → 耻骨联合上缘(曲骨)5 寸;两乳头之间 8 寸;腋窝顶点至第 11 肋游离端(章门)12 寸。

三、任脉体表循行示意线简述

四、本经腧穴定位(24 穴)

(一) 分部定位

1. 会阴部:1 穴,截石位(歌诀会阴两阴中间取)。

会阴:前后阴之间

2. 下腹部:6 穴,仰卧位

曲骨		5 寸
中极 *		4 寸
关元 *		3 寸
石门	脐直下	2 寸
气海 *		1.5 寸
阴交		1 寸

(歌诀曲骨耻骨联合从,中极关元石门穴,每穴相距一寸匀,气海脐下一寸半,脐下一寸阴交明。)

操作提示:

先定耻骨联合上缘和脐,连线五等分,耻骨联合上缘上 1 寸定中极,上 2 寸定关元,关元与脐的中点定气海。

3. 腹部:1 穴,仰卧位。

神阙 *:脐中(歌诀肚脐中央名神阙)。

4. 上腹部:7 穴,仰卧位。

水分		1 寸
下脘 *		2 寸
建里 *		3 寸
中脘 *	脐直上	4 寸
上脘 *		5 寸
巨阙		6 寸
鸠尾		7 寸

(歌诀脐上诸穴一寸匀,水分下脘与建里,中脘上脘巨阙行,鸠尾歧骨下一寸。)

操作提示:

先定脐和胸剑联合,连线四等分,共 3 个点,在下方两个点之间等分,有 1 个点,由此 4 个点由下向上依次是下脘、建里、中脘、上脘。

5. 胸部:7 穴,仰卧或正坐位。

中庭:胸剑联合中点

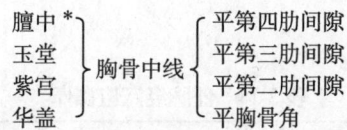

璇玑:胸骨柄中央。

天突:胸骨上窝正中。

(歌诀中庭胸剑联合中,膻中正在两乳间,玉堂紫宫华盖重,再上一肋璇玑穴,胸骨上缘天突通。)

操作提示:

平胸骨角定第二肋,下方凹陷为第二肋间隙,向下推摸至第四肋间隙。定锁骨的胸骨头和肩峰端,取两者中点,作为行于前正中线的锁骨中线(即乳中线),在第四肋间隙中定取膻中。

6. 颈部 1 穴(正坐仰靠位)。

廉泉 *:舌骨体上缘(歌诀廉泉颔下结喉上)。

操作提示:

先摸到喉结,向上做吞咽动作时可摸到舌骨,在上缘正中定取廉泉。

7. 颏部 1 穴(正坐仰靠位)。

承浆 *:颏唇沟正中凹陷处(歌诀承浆唇下宛宛中)。

(二) 本经腧穴定位小结及重点提示

五、连穴画经

结合经络腧穴有关的解剖、表面解剖、应用解剖与功能解剖,根据任脉的循行方向,从起穴至止穴,将本经所有腧穴连点成线,在人体上准确画出本经的体表循行线。

六、针刺操作及重点解剖部位提示

(一) 针刺操作

(1) 中脘穴:直刺(进针角度 75°~90°),1~1.5 寸。

(2) 膻中穴:平刺(进针角度小于 15°),0.3~0.5 寸。

通过练习掌握腹部和胸骨解剖结构,体会进针深浅及针下感应,验证定位的准确性。

(二) 重要解剖部位及刺灸安全提示

(1) 中极、关元、石门:直刺 0.5~1 寸,针前排空小便,孕妇禁针;可灸。

(2) 石门、气海:直刺 0.5~1 寸,针前排空小便,孕妇禁针;可灸。

(3) 神阙:直刺 0.5~1 寸,针前排空小便,孕妇禁针;可灸。

(4) 天突:先直刺 0.2~0.3 寸,然后将针尖向下,紧靠胸骨柄后方刺入 1~1.5 寸。必须严格掌握针刺的角度和深度,以免伤及肺和有关动脉。

【实训小结】

1. 本经经络、腧穴定位中较重要的、且定取难度较大的体表解剖标志有哪些?

2. 定取中极、关元、气海、神阙、下脘、建里、中脘、上脘、膻中、天突、廉泉、承浆。

3. 体会本经经络、腧穴的推拿感觉。

4. 填写下表(表3-14):

表3-14 任脉经穴位操作

针刺穴位	所采用的取穴方法	针刺角度、深度	针下感应	穴位准确性评定
关元				
中脘				

第十五节 经外奇穴

【实训目的】

1. 掌握正确运用常用腧穴定位法,并具有在人体正确定出胸腹部分寸及体表解剖标志的能力。

2. 掌握经外奇穴的位置,并采用合适的标准体位在人体上正确定取,学习临床需要体位的变化取穴。

3. 结合经络腧穴有关的解剖,表面解剖、应用解剖与功能解剖,掌握本经腧穴的解剖特点。

【实训内容】

一、相关体表解剖标志的定取

眉梢,目外眦,眶下缘,鼻唇沟,舌系带,指总伸肌腱,桡侧腕屈肌腱,腋前纹头,髌骨,髌韧带。

二、本经相关寸的定位及分寸数

脐中━━▶耻骨联合上缘(曲骨)5寸;两乳头之间8寸;腋窝顶点━━▶第11肋游离端(章门)12寸;大椎以下━━▶尾骶21椎;两肩胛骨内侧缘(近脊柱侧点)之间6寸;肘横纹(平肘尖)━━▶腕掌(背)侧横纹12寸;腘横纹━━▶外踝尖16寸。

三、常用经外奇穴定位(60穴)

1. 头颈部:18穴,正坐位或仰卧位

四神聪*:在头顶部,当百会前后左右各1寸处,共4个穴位

当阳:在头前部,当瞳孔直上,前发际上1寸

印堂*:在额部,当两眉头之中间

鱼腰:在额部,瞳孔直上,眉毛中

太阳*:在颞部,当眉梢与目外眦之间,向后约一横指的凹陷处

耳尖:在耳郭的上方,折耳向前,耳郭上方的尖端处

球后*:在面部,当眶下缘外1/4与内3/4交界处

上迎香:在面部,当鼻翼软骨与鼻甲的交界处,近鼻唇沟上端尽处

内迎香:在鼻孔内,当鼻翼软骨与鼻甲交界的黏膜处

聚泉:在口腔内,当舌背正中缝的中点处

海泉:在口腔内,当舌下系带中点处

金津、玉液*:舌系下系带两旁的静脉上取穴。左侧金津,右侧玉液

上廉泉:位于颈前正中,下颌骨下1寸处

夹承浆:当颏唇沟中点两旁开1寸处(即下颌骨的颏孔处)

牵正:耳垂前方0.5~1寸,与耳中点相平处

翳明*:在项部,当翳风后1寸

安眠:当翳风穴与风池穴连线的中点

颈百劳:在项部,当大椎直上2寸,后正中线旁开1寸

操作提示:

(1) 取太阳,眉梢与目外眦延长线的交点即是。

(2) 取金津、玉液,卷舌,在舌系带两旁分布有静脉丛。在左侧静脉取金津,右侧静脉取玉液。

(3) 取颈百劳,低头时,项部隆起最明显者为第七颈椎棘突,与肩相平。在第七颈椎棘突下定取大椎穴。肩胛骨内侧缘至后正中线为3寸,3等分,可取大椎旁1寸,以此横寸向上直量2竖寸,可定取颈百劳。

2. 腹部:6穴,仰卧位

颈臂:在颈部,位于锁骨内1/3与外2/3交点处直上1寸,胸锁乳突肌锁骨头肌腹后缘处取穴

子宫*:在下腹部,当脐中下4寸,中极旁开3寸

胃上穴:脐上2寸,正中线旁开4寸处

脐中四边:脐中上、下、左、右各开1寸处(包括水分穴、阴交穴两穴)

三角灸穴:以患者两口角的长度为一边,作一等边三角形,将顶角置于患者脐心,底边呈水平线,于两底角处

利尿:神阙穴与耻骨联合上缘连线的中点取穴

操作提示:

取子宫穴,先取中极穴,脐中至耻骨联合上缘共5寸,五等分,在下4/5折点处,可定中极。乳头距前正中线4寸,四等分,折取其3/4即为3寸,在中极水平旁开3寸,可定取子宫穴。

3. 背腰骶部:12穴,俯卧

新设:当第三、第四颈椎之间,旁开1.5寸

血压点:第六、七颈椎棘突之间左右各旁开2寸处

定喘*:在背部,第七颈椎棘突下,旁开0.5寸

夹脊*:在背腰部,当第一胸椎至第五腰椎棘突下两侧,后正中线旁开0.5寸,一侧17个穴位

胃脘下俞:在背部,当第八胸椎棘突下,旁开1.5寸

接脊:第十二胸椎棘突下凹陷处

痞根:在腰部,当第一腰椎棘突下,旁开3.5寸

下极俞:在腰部,当后正中线上,第三腰椎棘突下

腰眼*:在腰部,位于第四腰椎棘突下,旁开约3.5寸凹陷中

十七椎:在腰部,当后正中线上,第五腰椎棘突下

腰奇:当尾骨端直上 2 寸,骶角之间凹陷中

臀中:以股骨大转子和坐骨结节连线为底边,向上作一等边三角形,于三角形的顶点取穴

操作提示:

(1) 取夹脊穴:第 7 颈椎,因其棘突在颈椎中最长,故又称为"隆椎",低头时,项部隆起最明显者即是,与肩相平。两肩胛骨下角的连线中点相当第七胸椎棘突下,两髂嵴高点连线中点相当于第 4 棘突下。定出第 7 颈椎棘突,第 7 胸椎棘突,第 4 腰椎棘突。背部诸棘突可以此为基准推取,由此可以定取夹脊。

(2) 取胃脘下俞,先取两肩胛下角连线,平第七胸椎棘突下,向下取第八胸椎棘突下;肩胛骨内侧缘距后正中线 3 寸,折取 1/2,为 1.5 寸,在第八胸椎棘突下旁开 1.5 寸为胃脘下俞。

(3) 取腰眼穴,两侧髂嵴高点的连线与后正中线所交凹陷为第四腰椎棘突下,平第四腰椎棘突下在肩胛骨内侧缘直线外 0.5 寸,可定取腰眼穴。

4. 四肢部,24 穴,正坐或仰卧

肘尖:在肘后部,屈肘当尺骨鹰嘴的尖端

二白:在前臂掌侧,腕横纹上 4 寸,桡侧腕屈肌腱的两侧,一侧 2 个穴位

中泉:在腕背侧横纹中,当指总伸肌腱桡侧的凹陷处

中魁:在中指背侧近侧指间关节的中点处

大骨空:在拇指背侧指间关节的中点处

小骨空:在小指背侧近端指间关节的中点处

腰痛点:在手背侧,当第二、三掌骨及第四、五掌骨之间,当腕横纹与掌指关节中点处,一侧 2 穴,左右共 4 个穴位

外劳宫 *:在手背侧,当第二、三掌骨之间,掌指关节后 0.5 寸

八邪 *:在手背侧,第一至五指间,指蹼缘后方赤白肉际处,左右共 8 个穴位

四缝 *:在第二至五指掌侧,近端指关节的中央,一侧 4 个穴位

十宣 *:在手十指尖端,距指甲游离缘 0.1 寸,左右共 10 个穴位

髋骨:在大腿前面下部,当梁丘两旁各 1.5 寸,一侧二穴,左右共 4 个穴位

鹤顶 *:在膝上部,髌底的中点上方凹陷处

百虫窝 *:在大腿内侧,髌底内侧端上 3 寸,即血海穴上 1 寸

内膝眼:屈膝在髌韧带内侧凹陷处

膝眼 *:屈膝,在髌韧带两侧凹陷处,在内侧的称内膝眼,在外侧的称外膝眼

胆囊 *:在小腿外侧上部,当腓骨小头前下方凹陷处(阳陵泉)直下 2 寸

阑尾 *:在小腿外侧上部,当犊鼻下 5 寸,胫骨前缘旁开一横指

内踝尖:在足内侧面,内踝的凸起处

外踝尖:在足外侧面,外踝的凸起处

八风 *:在足背侧,第一至五趾间,趾蹼缘后方赤白肉际处,一侧 4 穴,左右共 8 个穴位

独阴:在足第二趾的跖侧远侧趾间关节的中点

里内庭:在足掌面,第二、三跖趾关节前方凹陷中

气端:在足十趾尖端,距趾甲游离缘 0.1 寸(指寸),左右共 10 个穴位

操作提示:

（1）取二白穴，先定腕横纹上 4 寸。腕横纹至肘横纹共 12 寸，三等分，下 1/3 与 2/3 折点处，即为腕横纹上 4 寸，划水平线。再取桡侧腕屈肌腱，握拳屈腕可在臂内侧凸现两根肌腱，其中偏于桡侧的肌腱胃桡侧腕屈肌腱。在桡侧腕屈肌腱的两侧，腕横纹上 4 寸处，为二白穴。

（2）取外劳宫，在手背部，以手指自第二、三掌骨之间的远端向掌指关节推取，遇阻力，指下为外劳宫。

（3）取百虫窝，屈膝，经髌骨上缘与髌骨内侧缘的交点，作一直线与髌骨上缘成 45° 夹角。以髌骨上缘与髌骨内侧缘的交点即髌底内上缘为起点，在此直线上以一夫法取 2 寸，即为血海。血海上 1 寸，为百虫窝。或先以简单取穴法取血海穴，屈膝，医者以左手掌心按于患者右膝髌骨上缘，第 2 至第 5 指向上伸直，拇指约呈 45° 斜置，拇指尖下即是血海穴。血海上 1 寸，为百虫窝。

四、针刺操作及重要解剖位提示

（一）针刺操作

（1）印堂：提捏局部皮肤，平刺 0.3~0.5 寸，或用三棱针点刺放血。

（2）膝眼：向膝中斜刺 0.5~1 寸，或透刺对侧膝眼。

（3）阑尾：直刺 1.5~2 寸

通过练习掌握面部、膝关节、胫骨的解剖结构，体会进针深浅及下针感受，验证定位的准确性。

（二）重要解剖部位及刺灸安全提示

球后：嘱患者闭目，医者押手轻轻向上固定眼球，刺手持针，与眶下缘和眼球之间缓慢直刺 0.5~1 寸，不宜提插捻转，以免刺破血管引起血肿，不宜灸。

【实训小结】

1. 经外奇穴定位中较重要的、且定取难度较大的体表解剖标志有哪些？

2. 定取印堂、太阳、牵正、三角灸、定喘、夹脊、十七椎、胃管下俞、四缝、二白、膝眼、八风。

3. 体会经外奇穴的推拿感觉。

4. 填写下表（表 3-15）：

表 3-15 经外奇穴穴位操作

针刺穴位	所采用的取穴方法	针刺角度、深度	针下感应	穴位准确性评定
印堂				
膝眼				

5. 评价改进，上课说出实训体会与小组同学交流，下课写出实训报告。

第四章 经络腧穴综合实训

第一节 手三阴经综合实训

【实训目的】

1. 掌握手三阴经脉的循行规律,并在人体上正确画出体表的循行路线。
2. 通过横向比较,复习加强手三阴经腧穴的归经、定位取穴。

【实训内容】

一、手三阴经脉循行比较

(一)重点内容复习

1. 手太阴经脉:

内行   外行

中焦 → (络)大肠 → 胃口 → (属)肺 → 肺系 → 腋(中府) → 臑

内 → 肘 → 臂内 → 腕后(列缺) → 寸口 → 鱼际 → 大指端(少商)

次指内廉 → 出其端(接手阳明大肠经)

别行

2. 手厥阴经脉:

内行   胸中 → 心包络 → 膈 → 三焦

外行   └→ 胁 → 腋(天池) → 臑内 → 肘中 → 臂 → 掌中 → 中指端(中冲)

别行   └→ 无名指端(交手少阳)

3. 手少阴经脉

内行   夹咽 → 目系   外行

起于心中(心系) → 肺 → 腋(极泉) → 臑内 → 肘内 → 臂内 → 掌后锐骨 → 掌中

→ 指内侧出其端(少冲)(交手太阳小肠经)

└→ 下膈 → 络小肠

（二）在人体上正确画出手三阴经脉的体表循行路线。

（三）手三阴经脉循行分布要点比较提示

1. 经脉循行走向：从胸走手

2. 体表主要分布部位：上肢内侧

> 手太阴经：胸前壁外侧（中府）──→ 上肢内侧前缘 ──→ 拇指桡侧端（少商）
> 手厥阴经：乳头外侧（天池）──→ 上肢内侧正中 ──→ 中指尖端（中冲）
> 手少阴经：腋窝下（极泉）──→ 上肢内侧后缘 ──→ 小指桡侧端（少冲）

3. 交接关系

> 手太阴经：肺中上接肝经，食指桡侧端下接大肠经
> 手厥阴经：胸中上接心包经，无名指尺侧端下接三焦经
> 手少阴经：心中上接脾经，手小指桡侧端下接小肠经

4. 联系脏腑器官

> 手少阴经：肺、大肠、胃、肺系
> 手厥阴经：心包、三焦
> 手少阴经：心、小肠、肺、目系、咽

二、手三阴经腧穴综合训练

（一）手三阴经起止穴综合训练

1. 起止穴归纳：

> | | 起穴 | 止穴 |
> 手太阴经（11穴）： 中府 ──→ 少商
> 手厥阴经（9穴）： 天池 ──→ 中冲
> 手少阴经（9穴）： 极泉 ──→ 少冲

2. 在人体上准确定取上述腧穴。

（二）手三阴经腧穴分部综合训练

1. 分部归纳：见表。

2. 按胸部 ──→ 上臂部 ──→ 肘部 ──→ 前臂部 ──→ 掌部 ──→ 指部的顺序,在人体上准确定取各部腧穴

手三阴经腧穴分部归纳一览表

分部		手太阴肺经	手厥阴心包经	手少阴心经
胸部		中府 云门 }正中线旁开6寸，平第一肋间隙锁骨外端下缘	天池：乳头外1寸，第四肋间隙中	
上肢内侧	上臂	天府 侠白 }肱二头肌桡侧缘，腋前纹头下 { 3寸 4寸	天泉：腋前纹头下2寸，肱二头肌长、短头之间	极泉：腋窝正中，腋动脉搏动处 青灵：肱二头肌尺侧沟中，肘横纹上3寸
	肘	尺泽：肱二头肌腱桡侧缘，肘横纹上	曲泽：肱二头肌腱尺侧缘，肘横纹上	少海：肘横纹内端与肱骨内上髁连线中点
	前臂	孔最 列缺 经渠 }腕横纹上 { 7寸，尺泽与太渊连线上 1.5寸，桡骨茎突上方 1寸，桡骨茎突与桡动脉之间	郄门 间使 内关 }掌长肌腱与桡侧腕屈肌腱之间 { 腕横纹上5寸 腕横纹上3寸 腕横纹上2寸	灵道 通里 阴郄 }桡侧腕屈肌腱桡侧缘 { 腕横纹上1.5寸 腕横纹上1寸 腕横纹上0.5寸
	腕	太渊：腕横纹桡侧，桡动脉搏动处	大陵：腕横纹正中	神门：尺侧腕屈肌腱桡侧缘，腕横纹上
	掌	鱼际：第1掌骨中点，赤白肉际	劳宫：掌心，第二、三掌骨之间	少府：掌心，第四、五掌骨小头后方凹陷中
	指	少商：拇指桡侧指甲角旁0.1寸	中冲：中指尖端	少冲：小指桡侧指甲角旁0.1寸

（三）手三阴经特定穴分类综合训练

1. 特定穴归纳（除交会穴）：

	数目	井穴	荥穴	输穴、原穴	经穴	合穴	络穴	郄穴	八会穴	八脉交会穴	募穴
手太阴肺经	8	少商	鱼际	太渊	经渠	尺泽	列缺	孔最	太渊	列缺（通任脉）	中府（肺募）
手太阴心包经	7	中冲	劳宫	大陵	间使	曲泽	内关	郄门		内关（通阴维）	
手太阴心经	7	少冲	少府	神门	灵道	少海	通里	阴郄			

2. 在人体上正确定取上述特定穴。

【实训小结】

1. 手三阴经脉是如何与手三阳经交接的？

2. 请填下表：

针刺穴位	所采用的取穴方法	针刺角度、深度
经脉名称	起穴及定位	止穴及定位
手太阴经	天池	
		少冲

3. 从桡侧至尺侧依次写出手三阴经肘部腧穴的名称、穴性类别、归经、定位。

4. 从肘部至腕部依次写出手三阴经前臂部腧穴的名称、归经、定位：

穴名	归经	定位
腕横纹上 7 寸		
腕横纹上 5 寸		
腕横纹上 3 寸		
腕横纹上 2 寸		
腕横纹上 1.5 寸		
腕横纹上 1 寸		
腕横纹上 0.5 寸		

5. 请写出同时具有 2 个或 2 个以上特定穴性质的腧穴名称、穴性类别、归经、定位。

第二节　手三阳经综合实训

【实训目的】

1. 掌握手三阳经脉的循行分布规律，并具有在人体上正确画出体表循行路线的能力。

2. 通过横向比较，复习加强手三阳经腧穴的归经、定位取穴。

【实训内容】

一、手三阳经脉循行比较

（一）重点内容复习

1. 手阳明经脉

外行

大指次指之端(商阳) → 指上廉 → 合谷两骨之间 → 两筋之中 → 臂上廉 → 肘外廉 → 臑外前廉 → 肩 → 髃骨之前廉 → 柱骨之会上 → (大椎) → 缺盆 → 颈 → 颊 → 下齿 → 挟口 → 左右交人中穴 →

对侧鼻旁(接足阳明经胃经)　　　　　　　　(络)肺 → 膈 → (属)大肠

内行

2. 手少阳经脉

外行

小指次指之端(关冲) → 两指之间 → 手表腕 → 臂外两骨之间 → 贯肘 → 膈外 → 肩 → 缺盆 → 项 → 耳后 → 耳上角 → 颊 → 目下颧骨部

        耳中 → 耳前 → 客主人 → 颊 → 目锐眦(接足少阳胆经)

膻中 → (络)心包 → 膈 → (属)三焦　内行

3. 手太阳经脉

外行

小指之端(少泽) → 手外侧 → 腕 → 踝中 → 臂骨下廉 → 肘内侧两骨之间 → 臑外后廉 → 肩 → 出肩解 → 绕肩胛 → 交肩上 → 缺盆 → 颈 → 颊 → 目锐眦 → 耳中　斜络于颧

        目下颧骨部 → 鼻 → 目内眦(接足太阳膀胱经)

(络)心 → 咽 → 膈 → 胃 → (属)小肠

        内行

(二) 在人体上正确画出手三阳经脉的体表循行路线

(三) 手三阳经脉循行分布要点比较提示

1. 经脉循行走向:从手走头

2. 体表主要分布部位:上肢外侧

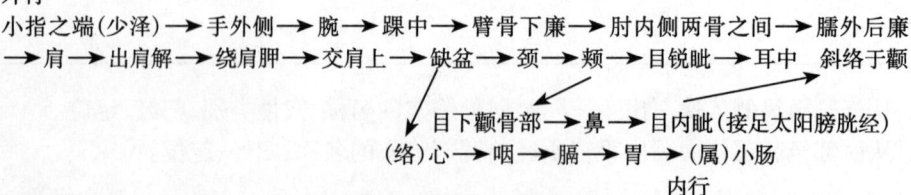

  手阳明经:食指桡侧端(商阳) → 上肢外侧前缘 → 对侧鼻旁(迎香)
  手少阳经:无名指尺侧端(关冲) → 上肢外侧正中 → 眉梢(丝竹空)
  手太阳经:小指尺侧端(少泽) → 上肢外侧后缘 → 耳中(听宫)

3. 交接关系

  手阳明经:食指桡侧端上接肺经,鼻旁下接胃经
  手少阳经:无名指尺侧端上接心包经,目外眦下接胆经
  手太阳经:手小指尺侧端上接心经,目内眦下接膀胱经

4. 联系脏腑器官

  手阳明经:大肠、肺、下齿、口、鼻
  手少阳经:三焦、心包、耳、目锐眦
  手太阳经:小肠、心、胃、咽、目内外眦、耳、鼻

二、手三阳经腧穴综合训练

(一) 手三阳经起止穴综合训练

1. 起止穴归纳:

                起穴　　止穴
  手阳明经(20穴):　商阳 → 迎香
  手少阳经(23穴):　关冲 → 丝竹空
  手太阳经(19穴):　少泽 → 听宫

2. 在人体上准确定取上述腧穴。

(二) 手三阳经腧穴分部综合训练

1. 分部归纳:见表。

2. 按指部 → 掌部 → 腕部 → 前臂部 → 肘部 → 上臂部 → 肩部 → 颈项部 → 头面部的顺序,在人体上准确定取各部腧穴。

手三阳经腧穴分部归纳一览表

分部		手阳明大肠经	手少阳三焦经	手太阳小肠经
	指	商阳:食指桡侧爪甲旁 0.1 寸	关冲:第四指外侧指甲旁开 0.1 寸	少泽:小指外侧指甲角旁开 0.1 寸
	掌	二间:第二掌指关节桡侧前陷中 三间:第二掌指关节桡侧后陷中 合谷:第一、二掌骨间,第二掌骨中点	液门:手背,第四、五指缝的缝纹端 中渚:手背,第四、五掌指关节后缘陷中	前谷 { 前缘凹陷中 / 后缘凹陷中 第五掌指关节尺侧赤白肉际 后溪 腕骨:手掌尺侧赤白肉际,第五掌骨基底与钩骨之间的凹陷中
	腕	阳溪:伸拇指,桡侧腕背横纹上,拇短伸肌腱与拇长伸肌腱之间的凹陷中	阳池:腕背横纹上,指总伸肌腱尺侧凹陷中	阳谷:手掌尺侧赤白肉际,三角骨与尺骨茎突之间的凹陷中
上肢外侧	前臂	偏历 { 阳溪上 3 寸 温溜 { 阳溪上 5 寸 下廉 { 阳溪到曲池 曲池下 4 寸 上廉 { 的连线上 曲池下 3 寸 手三里 { 曲池下 2 寸	外关 { 前臂外侧, 2 寸 支沟 { 尺、桡骨之间, 3 寸 会宗 { 腕背横纹上 3 寸,尺骨桡侧缘 三阳络 { 4 寸 四渎 { 7 寸	养老:侧腕掌心向胸,当尺骨茎突桡侧凹陷中 支正:阳谷与小海的连线上,阳谷穴上 5 寸
	肘	曲池:屈肘,肘横纹的桡侧凹陷处	天井:微屈肘,尺骨鹰嘴上缘凹陷中	小海:尺骨鹰嘴与肱骨内上髁之间凹陷中(当尺神经沟处)
	上臂	肘髎:曲池穴外上方 1 寸,肱骨边缘处 手五里 { 曲池与肩髃连线上,曲池上 3 寸 臂臑 { 7 寸	清冷渊:天井穴上 1 寸 消泺:清冷渊与臑会连线的中点 臑会:天井与肩髎的连线上,三角肌后缘处	肩贞:上臂外展或平举时肩臂后下方凹陷处 臑俞:肩贞直上 1 寸
肩部		肩髃:上臂外展平举,当肩前凹陷中 巨骨:锁骨肩峰端与肩胛冈之间的凹角处	肩髎:上臂外展或平举,当肩前凹陷中 天髎:肩井直下 1 寸	肩贞 { 腋后纹头直上 臑俞 { 肩胛冈下缘凹陷中 天宗:冈下窝中点 秉风:冈上窝中点 曲垣:肩胛冈内侧上端 肩外俞:陶道穴旁开 3 寸 肩中俞:大椎穴旁开 2 寸

续表

分部	手阳明大肠经	手少阳三焦经	手太阳小肠经
颈项部	天鼎:扶突穴下1寸,胸锁乳突肌后缘处 扶突:平喉结,胸锁乳突肌的胸骨头和锁骨头之间	天牖:胸锁乳突肌的后缘,平下颌角	天窗:胸锁乳突肌后缘,平喉结 天容:胸锁乳突肌前缘,平下颌角
头面部	禾髎:鼻孔外缘直下,平水沟穴 迎香:鼻唇沟中与鼻翼外缘中点相平处	翳风:平耳垂后下缘,当乳突与下颌角之间的凹陷中 角孙:折耳,当耳尖直上入发际处 瘈脉:角孙至翳风沿耳郭的弧形连线上 下1/3折点处 颅息:上1/3折点处 耳门:屏上切迹前缘,张口凹陷中 耳和髎:耳郭根上缘水平线与鬓发后缘相交处 丝竹空:当眉梢凹陷处	颧髎:目外眦直下,颧骨下缘 听宫:耳屏前,张口凹陷

(三)手三阳经特定穴分类综合训练

1. 特定穴归纳(除交会穴):

	数目	井穴	荥穴	输穴	原穴	经穴	合穴	络穴	郄穴	八脉交会穴
手阳明大肠经	8	商阳	二间	三间	合谷	阳溪	曲池	偏历	温溜	
手少阳三焦经	9	关冲	液门	中渚	阳池	支沟	天井	外关	会宗	外关(通阳维)
手太阳小肠经	9	少泽	前谷	后溪	腕骨	阳谷	小海	支正	养老	后溪(通督脉)

2. 在人体上正确定取上述特定穴。

【实训小结】

1. 手三阳经脉是如何与足三阳经交接的?
2. 请填下表:

经脉名称	起穴及定位	止穴及定位
手阳明经		
	关冲	
		听宫

3. 从桡侧至尺侧依次写出手三阳经肘部腧穴的名称、穴性类别、归经、定位。
4. 从肘部至腕部依次写出手三阳经前臂部腧穴的名称、归经、定位:

穴名	归经	定位
腕背横纹上 10 寸		
腕背横纹上 9 寸		
腕背横纹上 8 寸		
腕背横纹上 7 寸		
腕背横纹上 5 寸		
腕背横纹上 4 寸		
腕背横纹上 3 寸		
腕背横纹上 2 寸		

5. 请写出同时具有 2 个或 2 个以上特定穴性质的腧穴名称、穴性类别、归经、定位。

第三节　足三阴经综合实训

【实训目的】

1. 掌握足三阴经脉的循行分布规律,并在人体上正确画出体表循行路线。
2. 通过横向比较,复习强化足三阴经腧穴的归经、定位取穴。

【实训内容及步骤】

一、足三阴经脉循行比较

(一) 重点内容复习

1. 足太阴脾经

足大趾端 → 足大趾内侧赤白肉际 → 内踝前缘 → 胫骨后缘 → 膝、大腿内侧 →
腹股沟 → 属脾络胃 → 膈 → 咽喉 → 舌本、舌下 ⎫
　　　　↘ 膈 → 心中(交手少阴心经)　⎭ 内行

2. 足少阴肾经

足小趾之下 → 足心 → 舟骨粗隆之下 → 内踝、跟中 → 踹内 → 腘内廉 → 股内后
廉 → 贯脊 → 属肾、络膀胱
　　　　　　　→ 肝膈 → 肺中 → 喉咙 → 舌本　　　｝内行
　　　　　　　→ 心 → 胸中(交手厥阴心包经)

3. 足厥阴肝经

大趾指丛毛之际 → 足背 → 腘内廉 → 大腿内侧 → 外生殖器 → 小腹 →
胃、肝、胆 → 膈 → 胁肋 → 喉咙 → 颃颡 → 目系 → 额、巅
　　　　　　→ 膈 → 肺(交手太阴肺经)　　　　　　→ 颊里→唇内 ｝内行

(二) 在人体上正确画出足三阴经脉的体表循行路线
(三) 足三阴经脉循行分布要点比较提示

1. 经脉循行走向：从足走胸
2. 体表主要分布部位：下肢内侧

足太阴经：足大趾内侧(隐白) → 下肢内侧前缘 → 前胸外侧(大包)
足厥阴经：足大趾外侧(大敦) → 下肢内侧正中 → 乳头直下(期门)
足少阴经：足底(涌泉) → 下肢内侧后缘 → 前胸内侧(俞府)

3. 交接关系

足太阴经：在足大趾接足阳明胃经，心中交手少阴心经
足厥阴经：在足大趾接足少阳胆经，在胸中交手厥阴心包经
足少阴经：在足小趾下接足太阳膀胱经，在肺中交手太阴肺经

4. 联系脏腑器官

足太阴经：脾、胃、咽喉、舌、心
足厥阴经：胃、肝、胆、肺、喉咙、眼睛、口腔
足少阴经：脊、肾、膀胱、肝、肺、心、胸、喉咙、舌

二、足三阴经腧穴综合训练

(一) 足三阴经起止穴综合训练

1. 起止穴归纳：

　　　　　　　　　　　　　起穴　　止穴
足太阴经(21穴)：　隐白 → 大包
足厥阴经(14穴)：　大敦 → 期门
足少阴经(27穴)：　涌泉 → 俞府

2. 在人体上准确定取上述腧穴。

(二) 足三阴经腧穴分部综合训练

1. 分部归纳：见表。
2. 按胸部 → 上臂部 → 肘部 → 前臂部 → 腕部 → 掌部 → 指部的顺序,在人体上准确
定取各部腧穴。

足三阴经腧穴分部归纳一览表

分部	足太阴脾经	足厥阴肝经	足少阴肾经
胸部	周荣、胸乡、天溪、食窦｝前正中线旁开 6 寸｛第 2 肋间隙中／第 3 肋间隙中／第 4 肋间隙中／第 5 肋间隙中 大包：在腋中线上，第 6 肋间隙中	期门：乳头直下，第 6 肋间隙	俞府、彧中、神藏、灵墟、神封、步廊｝前正中线旁开 2 寸｛锁骨下缘／第 1 肋间隙中／第 2 肋间隙中／第 3 肋间隙中／第 4 肋间隙中／第 5 肋间隙中
腹部	腹哀、大横、腹结、府舍｝前正中线旁开 4 寸｛脐上 3 寸／平脐／脐下 1.3 寸／脐下 4 寸 冲门：耻骨联合上缘中点旁开 3.5 寸处	章门：第 11 肋游离端的下方	幽门、腹通谷、阴都、石关、商曲、肓俞、中注、四满、气穴、大赫、横骨｝前正中线旁开 0.5 寸｛脐上 6 寸／脐上 5 寸／脐上 4 寸／脐上 3 寸／脐上 2 寸／平脐／脐下 1 寸／脐下 2 寸／脐下 3 寸／脐下 4 寸／脐下 5 寸
大腿	箕门：血海与冲门连线上，血海上 6 寸。 血海：屈膝，大腿内侧，髌底内侧端上 2 寸。	急脉：气冲外下方，腹股沟内侧股动脉搏动处 阴廉｝气冲穴直下｛2 寸 足五里 3 寸 阴包：股骨内上髁上 4 寸，股内肌与缝匠肌之间	
膝	阴陵泉：胫骨内侧髁后下方凹陷处	曲泉：屈膝，当膝关节内侧面横纹内侧端，半腱肌和半膜肌腱的前缘的凹陷处 膝关：阴陵泉后 1 寸	阴谷：屈膝，腘横纹内侧，半腱肌肌腱与半膜肌肌腱之间

续表

分部		足太阴脾经	足厥阴肝经	足少阴肾经
下肢内侧	小腿	地机:内踝尖与阴陵泉的连线上,阴陵泉下3寸 漏谷:内踝尖上6寸 三阴交:内踝尖上3寸,胫骨内侧缘后方	中都:胫骨内侧面的中央,内踝尖上7寸 蠡沟:内踝尖上5寸	筑宾:太溪穴直上5寸,太溪与阴谷的连线上 交信:太溪穴直上2寸,复溜前0.5寸,胫骨内侧缘后方 复溜:太溪穴直上2寸
	足	商丘:内踝前下方凹陷中,舟骨结节与内踝尖连线的中点处 公孙:第1跖骨基底部前下方赤白肉际处 太白:第1跖趾关节后下缘凹陷中的赤白肉际处 大都:第1跖趾关节前下缘凹陷中的赤白肉际处	中封:足背侧,胫骨前肌腱的内侧凹陷处 太冲:第1跖骨间隙的后方凹陷处 行间:第1、2趾间,趾蹼缘的后方赤白肉际处	照海:内踝尖正下方凹陷处 水泉:太溪直下1寸,跟骨结节的内侧凹陷处 大钟:内踝后方,跟腱附着部的内侧前方凹陷处 太溪:内踝尖与跟腱之间的凹陷处 然谷:足舟骨粗隆下方,赤白肉际处
	趾	隐白:足大趾末节内侧,距趾甲角0.1寸	大敦:足大趾末节外侧,距趾甲角0.1寸	涌泉:足底(去趾)前1/3凹陷中

(三)足三阴经特定穴分类综合训练

1. 特定穴归纳(除交会穴):

	数目	井穴	荥穴	输穴(原穴)	经穴	络穴	合穴	郄穴	八会穴	八脉交会穴	募穴
足太阴脾经	7	隐白	大都	太白	商丘	公孙	阴陵泉	地机		公孙	
足厥阴肝经	10	大敦	行间	太冲	中封	蠡沟	曲泉	中都	章门(脏)		章门(脾) 期门(肝)
足少阴肾经	10	涌泉	然谷	太溪	复溜	大钟	阴谷	水泉 交信 筑宾		照海	

2. 在人体上正确定取上述特定穴。

【实训小结】

1. 足三阴经脉是如何与足三阳经交接的?

2. 请填下表:

经脉名称	起穴及定位	止穴及定位
足太阴脾经		
	大敦	
		俞府

3. 从前至后,依次写出足三阴经在膝关节部腧穴的名称、穴性类别、归经、定位。

4. 从前至后,依次写出足三阴经小腿部腧穴的名称、归经、定位;并比较足三阴经腧穴在小腿部的归经特点:

穴名	归经	定位
内踝上 10 寸		
内踝上 7 寸		
内踝上 6 寸		
内踝上 5 寸		
内踝上 3 寸		
内踝上 2 寸		

5. 请写出同时具有 2 个或 2 个以上特定穴性质的腧穴名称、穴性类别、归经、定位。

第四节　足三阳经综合实训

1. 掌握足三阳经脉的循行分布规律,并具有在人体上正确画出体表循行路线的能力。

2. 通过横向比较,复习强化足三阴经腧穴的归经、定位取穴。

【实训内容及步骤】

一、足三阳经脉循行比较

(一) 重点内容复习

1. 足阳明胃经

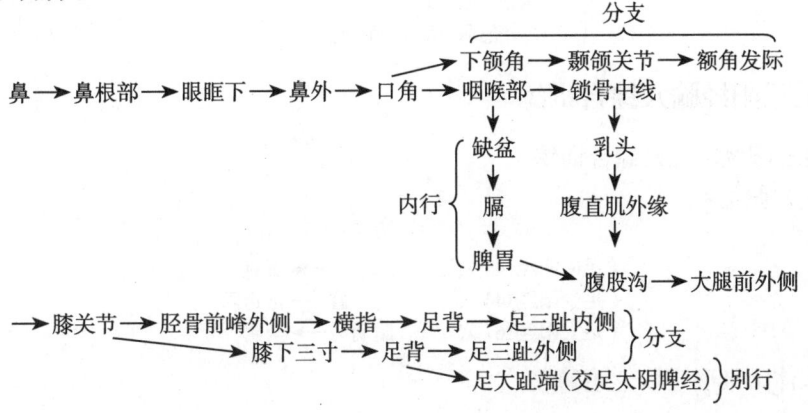

2. 足少阳胆经

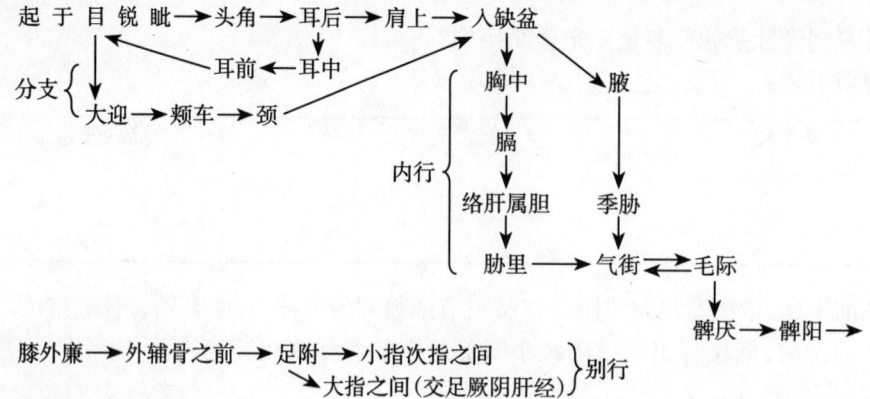

膝外廉 → 外辅骨之前 → 足附 → 小指次指之间 } 别行
          → 大指之间（交足厥阴肝经）

3. 足太阳膀胱经

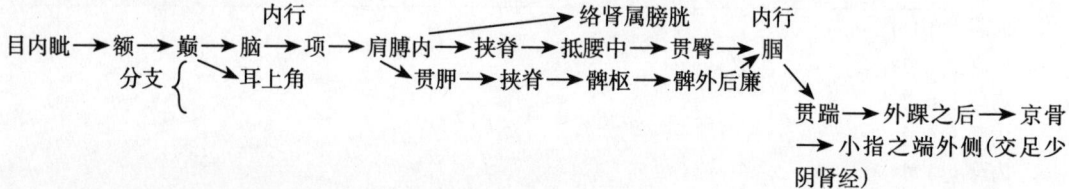

（二）在人体上正确画出足三阳经脉的体表循行路线

（三）足三阳经脉循行分布要点比较提示

1. 经脉循行走向：从头走足

2. 体表主要分布部位：躯干与下肢

  足阳明经：鼻旁眶下（承泣）→ 躯干前侧 → 下肢前外侧 → 足 3 趾内侧（厉兑）
  足少阳经：眶外侧（瞳子髎）→ 躯干外侧 → 下肢外侧 → 足 4 趾外侧（足窍阴）
  足太阳经：目内眦（睛明）→ 躯干后侧 → 下肢后侧 → 足小趾外侧（至阴）

3. 交接关系

  足阳明经：鼻部接手阳明大肠经，足大趾端内侧端交足太阴脾经
  足少阳经：目外眦接手少阳三焦经，足大趾外侧端交足厥阴肝经
  足太阳经：目内眦接手太阳小肠经，足小趾外侧端下交足少阴肾经

4. 联系脏腑器官

  足阳明经：鼻、眼、口腔、咽喉、胃、脾
  足少阳经：眼、耳、肝、胆
  足太阳经：眼、脑、肾、膀胱

二、足三阳经腧穴综合训练

（一）足三阳经起止穴综合训练

1. 起止穴归纳：

              起穴   止穴
  足阳明经（45 穴）： 承泣 → 厉兑
  足少阳经（44 穴）： 瞳子髎 → 足窍阴
  足太阳经（67 穴）： 睛明 → 至阴

2. 在人体上准确定取上述腧穴。

(二) 足三阳经腧穴分部综合训练

1. 分部归纳：见表。
2. 按头面部→颈项部→躯干部→大腿部→膝部→小腿部→足部→趾部的顺序，在人体上准确定取各部腧穴。

足三阳经腧穴分部归纳一览表

分部	足阳明胃经	足少阳胆经	足太阳膀胱经
头面部	承泣、四白、巨髎、地仓 {目正视，瞳孔直下｝承泣：眼球与眶下缘之间；四白：眶下孔凹陷中；巨髎：平鼻翼下缘；地仓：平口角 大迎：咬肌附着部的前缘，当面动脉搏动处 颊车：咬肌隆起的最高点，下颌角前方约一横指 下关：颧弓与下颌切迹所形成的凹陷中 头维：头正中线旁开 4.5 寸，额角发际上 0.5 寸	瞳子髎：目外眦旁，当眶骨外侧缘处 听会：屏间切迹前方，下颌骨髁状突后缘 上关：在耳前，下关直上，当颧弓的上缘凹陷处 颔厌 {上 1/4 折点处｝ 悬颅：头维与曲鬓弧形连线上{中点｝ 悬厘：{下 1/4 折点处｝ 曲鬓：鬓角发际后垂直线与耳尖水平线交叉点处 率谷：耳尖直上，入发际 1.5 寸 天冲：耳根后缘直上入发际 2 寸，率谷后 0.5 寸处 浮白 {上 1/3 折点处｝ 头窍阴：天冲与完骨弧形连线{下 1/3 折点处｝ 完骨：耳后乳突的后下方凹陷处 本神：前发际上 0.5 寸，神庭旁开 3 寸处 阳白：前额部，当瞳孔直上，眉上 1 寸 头临泣：瞳孔直上入前发际 0.5 寸 目窗 {1.5 寸｝ 正营：正中线旁开 2.25 寸，前发际上{2.5 寸｝ 承灵：{4 寸｝ 脑空：枕外隆凸的上缘外侧，正中线旁开 2.25 寸	睛明：目内眦角稍上方的凹陷处 攒竹：眉头陷中，眶上切迹处 眉冲：攒竹直上，入发际 0.5 寸 曲差 {0.5 寸｝ 五处 {1 寸｝ 承光 正中线旁开 1.5 寸，入前发际{2.5 寸｝ 通天 {4 寸｝ 络却 {5.5 寸｝ 玉枕：后发际直上 2.5 寸，旁开 1.3 寸
颈项部	人迎：平喉结，当胸锁乳突肌的前缘，颈总动脉搏动处	风池：枕骨下，与风府相平，胸锁乳突肌与斜方肌上端之间的凹陷处	天柱：斜方肌外缘与后发际处相交处

续表

分部	足阳明胃经	足少阳胆经	足太阳膀胱经
颈项部	水突：人迎与气舍连线的中点，胸锁乳突肌的前缘 气舍：锁骨内侧端上缘，胸锁乳突肌胸骨头与锁骨头之间 缺盆：锁骨上窝的中央，距前正中线4寸	肩井：在肩上，当大椎与肩峰端连线的中点处	
躯干部	正中线旁开4寸： 气户：锁骨下缘 库房：第一肋间隙中 屋翳：第二肋间隙中 膺窗：第三肋间隙中 乳中：乳头正中 乳根：第五肋间隙中 正中线旁开2寸： 不容：脐上6寸 承满：脐上5寸 梁门：脐上4寸 关门：脐上3寸 太乙：脐上2寸 滑肉门：脐上1寸 正中线旁开2寸： 天枢：平脐 外陵：脐下1寸 大巨：脐下2寸 水道：脐下3寸 归来：脐下4寸 气冲：脐下5寸	渊腋、辄筋：第四肋间隙中｛渊腋：腋中线上；辄筋：腋前1寸 日月：乳头直下，第七肋间隙 京门：当第12肋游离端的下方 带脉：第11肋游离端下方与脐水平线的交叉点 五枢：髂前上棘的前方，与脐下3寸的交叉点 维道：五枢穴前下0.5寸 居髎：髂前上棘与股骨大转子最凸点连线的中点处 环跳：骶管裂孔与股骨大转子最凸点连线的外1/3折点处	正中线旁开1.5寸｜正中线旁开3寸 大杼——平第1胸椎棘突下 风门——平第2胸椎棘突下——附分 肺俞——平第3胸椎棘突下——魄户 厥阴俞——平第4胸椎棘突下——膏肓 心俞——平第5胸椎棘突下——神堂 督俞——平第6胸椎棘突下——譩譆 膈俞——平第7胸椎棘突下——膈关 肝俞——平第9胸椎棘突下——魂门 胆俞——平第10胸椎棘突下——阳纲 脾俞——平第11胸椎棘突下——意舍 胃俞——平第12胸椎棘突下——胃仓 三焦俞——平第1腰椎棘突下——肓门 肾俞——平第2腰椎棘突下——志室 气海俞——平第3腰椎棘突下 大肠俞——平第4腰椎棘突下 关元俞——平第5腰椎棘突下 小肠俞——平第1骶后孔 膀胱俞——平第2骶后孔——胞肓 中膂俞——平第3骶后孔 白环俞——平第4骶后孔——秩边 上髎：第1骶后孔中 次髎：第2骶后孔中 中髎：第3骶后孔中 下髎：第4骶后孔中 会阳：尾骨尖端旁开0.5寸

分部		足阳明胃经	足少阳胆经	足太阳膀胱经
下肢部	大腿部	髀关、伏兔、阴市、梁丘 屈股平会阴 髂前上棘与髌底外连线 髌底上6寸 髌底上3寸 髌底上2寸	风市、中渎：大腿外侧的中线上,股外侧肌与股二头肌之间,腘横纹上7寸 中渎：腘横纹上5寸 膝阳关：膝外侧,股骨外上髁上方的凹陷处	承扶：臀下横纹的中点 殷门：承扶与委中的连线上,承扶下6寸 浮郄：委阳上1寸,股二头肌肌腱的内侧
	膝部	犊鼻：屈膝,髌骨下缘,髌韧带外侧的凹陷中		委阳：腘横纹外侧,股二头肌肌腱的内侧 委中：腘横纹正中
	小腿部	足三里、上巨虚、条口、下巨虚：胫骨前嵴旁开一横指,犊鼻下3寸、6寸、8寸、9寸 丰隆：胫骨前嵴旁开二横指,犊鼻下8寸	阳陵泉：用胫骨小头前下方的凹陷中 阳交、外丘：外踝尖上7寸,腓骨后缘、前缘 光明：5寸,腓骨前缘 阳辅：4寸,腓骨前缘稍前方 悬钟：3寸,腓骨前缘	合阳：委中与承山的连线上,委中直下2寸 承筋：委中直下5寸 承山：委中与昆仑之间,腓肠肌肌腹下出现的尖角处 飞扬：昆仑直上7寸 跗阳：昆仑直上3寸
	踝	解溪：足背横纹中央,拇长伸肌腱和趾长伸肌腱之间	丘墟：足外踝前下方凹陷处,当趾长伸肌腱的外侧	昆仑：外踝尖与跟腱之间的凹陷处
	足	冲阳：足背最高点,拇长伸肌腱和趾长伸肌腱之间 陷谷：第二、三跖骨结合部前方凹陷中 内庭：第二、三趾之间的趾蹼缘后方,赤白肉际处	足临泣：足背第4跖趾关节后方,小趾伸肌腱外侧凹陷 地五会：足背第4跖趾关节后方,小趾伸肌腱内侧缘 侠溪：第4、5趾之间的趾蹼缘后方赤白肉际处	仆参：昆仑直下,跟骨外侧,赤白肉际中 申脉：外踝正下方的凹陷中 金门：外踝前缘直下,骰骨下缘 京骨：第5跖骨粗隆下方,赤白肉际处 束骨：第5跖趾关节后方,赤白肉际处 足通谷：前
	趾	厉兑：足第二趾末节外侧,趾甲角旁开0.1寸	足窍阴：足第四趾末节外侧,距趾甲角0.1寸	至阴：足小趾末节外侧,距趾甲角0.1寸

（三）足三阴经特定穴分类综合训练

1. 特定穴归纳

	数目	井穴	荥穴	输穴	原穴	经穴	合穴	络穴	郄穴	八脉交会穴	募穴 背俞穴	下合穴
足阳明胃经	12	厉兑	内庭	陷谷	冲阳	解溪	足三里	丰隆	梁丘		天枢（大肠募）	足三里 上巨虚 下巨虚
足少阳胆经	12	窍阴	侠溪	临泣	丘墟	阳辅	阳陵泉	光明	外丘 阳交（阳维之郄）	足临泣（通带脉）	京门（肾募）	阳陵泉
足太阳膀胱经	24	至阴	通谷	束骨	京骨	昆仑	委中	飞扬	金门 跗阳（阳跷之郄）	申脉（通阳跷脉）	五脏六腑背俞穴	委中 委阳

2. 在人体上正确定取上述特定穴。

【实训小结】

1. 足三阳经是如何与足三阴经交接的?
2. 请填下表

经脉名称	起穴及定位	止穴及定位
足阳明胃经		
	瞳子髎	
		至阴

3. 从内至外,依次写出足三阳经在前发际上 0.5 寸部腧穴的名称、归经、定位。
4. 从膝部至踝部依次写出足三阳经在小腿部腧穴的名称、归经、定位。

	穴名	归经	定位
外踝上 14 寸			
外踝上 13 寸			
外踝上 11 寸			
外踝上 10 寸			
外踝上 8 寸			
外踝上 7 寸			
外踝上 5 寸			
外踝上 4 寸			

第五节 十四经起止穴综合训练

【实训目的】

通过归类总结,复习加强十四经起止穴的名称、归经及定位取穴。

【实训内容】

一、十四经起止穴归纳

	经脉	起穴→止穴		经脉	起穴→止穴
手三阴	手太阴经(11 穴):	中府→少商	手三阳	手阳明经(20 穴):	商阳→迎香
	手厥阴经(9 穴):	天池→中冲		手少阳经(23 穴):	关冲→丝竹空
	手少阴经(9 穴):	极泉→少冲		手太阳经(19 穴):	少泽→听宫
足三阴	足太阴经(21 穴):	隐白→大包	足三阳	足阳明经(45 穴):	承泣→厉兑
	足厥阴经(14 穴):	大敦→期门		足少阳经(44 穴):	瞳子髎→足窍阴
	足少阴经(27 穴):	涌泉→俞府		足太阳经(67 穴):	睛明→至阴
	任脉(24 穴):	会阴→承浆		督脉(28 穴):	长强→龈交

二、十四经起止穴定位要点综合复习

经脉名称	起　穴	止　穴
手太阴经	中府:正中线旁开6寸,平第1肋间隙	少商:拇指桡侧指甲角旁0.1寸
手厥阴经	天池:乳头外1寸,第4肋间隙中	中冲:中指尖端
手少阴经	极泉:腋窝正中,腋动脉搏动处	少冲:小指桡侧指甲角旁0.1寸
手阳明经	商阳:食指桡侧指甲角旁0.1寸	迎香:鼻翼中点外,鼻唇沟中
手少阳经	关冲:无名指尺侧指甲角旁0.1寸	丝竹空:眉梢凹陷处
手太阳经	少泽:小指尺侧指甲角旁0.1寸	听宫:耳屏前,下颌骨髁状突后缘(张口)
足阳明经	承泣:目正视,瞳孔直下,眼球与眶下缘之间	厉兑:足第2趾外侧,趾甲角旁开0.1寸
足少阳经	瞳子髎:目外眦旁,眶骨外缘凹陷中	足窍阴:足第4趾外侧,趾甲角旁开0.1寸
足太阳经	睛明:目内眦稍上方的凹陷中	至阴:小趾外侧,趾甲角旁开0.1寸
足太阴经	隐白:足大趾内侧趾甲角旁0.1寸	大包:腋中线上,第6肋间隙中
足厥阴经	大敦:足大趾外侧,距趾甲角0.1寸	期门:乳头直下,第6肋间隙中
足少阴经	涌泉:足底(去趾)前1/3凹陷中	俞府:前正中线旁开2寸,锁骨下缘
督脉	长强:尾骨端与肛门连线的中点	龈交:上唇系带与齿龈相接处

部位提示:

各经起止穴的部位与经脉的走向及交接规律密切相关。

(1) 手三阴从胸走手,故起穴在胸部(中府、天池)或近胸部(极泉),止穴在手指端(少商、中冲、少冲);

(2) 手三阳接手三阴,从手走头,故起穴在手指端(商阳、关冲、少泽),止穴在头面部(迎香、丝竹空、听宫);

(3) 足三阳接手三阳,从头走足,故起穴在头面部(承泣、瞳子髎、睛明),止穴在足趾端(厉兑、足窍阴、至阴);

(4) 足三阴接足三阳,从足走胸腹,故起穴在足趾端(隐白、大敦)或足底(涌泉),止穴在胸部(大包、期门、俞府)。

(5) 督脉、任脉的循行方向均为从下(会阴部)而上至头面,故起穴在阴部或附近(长强、会阴),止穴在面部(龈交、承浆)。

三、在人体上准确定取上述腧穴

【实训小结】

请填下表,分部归纳十四经起止穴的名称及定位

手指端	手三阴止穴 ⎰ 太阴经——少商：拇指桡侧指甲角旁 0.1 寸 ⎨ 厥阴经—— ⎱ 少阴经——
	手三阳起穴 ⎰ 阳明经—— ⎨ 少阳经—— ⎱ 太阳经——
足趾端或 足底	足三阳止穴 ⎰ 阳明经—— ⎨ 少阳经—— ⎱ 太阳经——
	足三阴起穴 ⎰ 太阴经—— ⎨ 厥阴经—— ⎱ 少阴经——
胸部	手三阴起穴 ⎰ 太阴经—— ⎨ 厥阴经—— ⎱ 少阴经——
	足三阴止穴 ⎰ 太阴经—— ⎨ 厥阴经—— ⎱ 少阴经——
面部	手三阳止穴 ⎰ 阳明经—— ⎨ 少阳经—— ⎱ 太阳经——
	足三阳起穴 ⎰ 阳明经—— ⎨ 少阳经—— ⎱ 太阴经——
	督、任脉止穴 ⎰ 督脉—— ⎱ 任脉——
尾骶 会阴	督、任脉起穴 ⎰ 督脉—— ⎱ 任脉——

第六节　十四经腧穴分部综合训练

【目的要求】

通过分部总结,复习加强身体不同部位腧穴的名称、归经及定位取穴。

【实训内容及步骤】

一、十四经腧穴分部归纳与定位

1. 入前发际 0.5 寸的腧穴,从内到外,依次有

经脉	督脉	膀胱经		胆经		胃经
腧穴	神庭	眉冲	曲差	头临泣	本神	头维

2. 位于目中线上(眼睛前视,与瞳孔相对)的腧穴:名称、定位与归经

承泣:目正视,瞳孔直下,当眼球与眶下缘之间(足阳明胃经)

四白:目正视,瞳孔直下,当眶下孔凹陷处(足阳明胃经)

巨髎:目正视,瞳孔直下,平鼻翼下缘处,当鼻唇沟外侧(足阳明胃经)

地仓:口角旁,上直对瞳孔(足阳明胃经)

阳白:目正视,瞳孔直上,眉上 1 寸(足少阳胆经)

头临泣:目正视,瞳孔直上入前发际 0.5 寸,神庭与头维连线的中点(足少阳胆经)

目窗:头正中线旁开 2.25 寸,头临泣穴后 1 寸(足少阳胆经)

正营:头正中线旁开 2.25 寸,目窗穴后 1 寸(足少阳胆经)

承灵:头正中线旁开 2.25 寸,正营穴后 1.5 寸(足少阳胆经)

脑空:头正中线旁开 2.25 寸,当枕外隆凸的上缘外侧,与督脉脑户穴相平处(足少阳胆经)

鱼腰:在额部,瞳孔直上,眉毛正中(经外奇穴)

当阳:在头前部,当瞳孔直上,前发际上 1 寸(经外奇穴)

3. 眼眶周围腧穴的名称、定位与归经

睛明:目内眦角稍内上方凹陷处(足太阳膀胱经)

攒竹:眉头凹陷中,约在目内眦直上(足太阳膀胱经)

鱼腰:在额部,瞳孔直上,眉毛中(经外奇穴)

丝竹空:眉梢的凹陷处(手少阳三焦经)

瞳子髎:目外眦外侧约 0.5 寸,眶骨外缘凹陷中(足少阳胆经)

承泣:目正视,瞳孔直下,当眼球与眶下缘之间(足阳明胃经)

球后:在面部,当眶下缘外 1/4 与内 3/4 交界处(经外奇穴)

4. 与喉结相平腧穴的名称、定位与归经

人迎:喉结旁 1.5 寸,在胸锁乳突肌的前缘,颈总动脉之后(足阳明胃经)

扶突:在结喉旁约 3 寸,当胸锁乳突肌的胸骨头与锁骨头之间(手阳明大肠经)

天窗:扶突穴后,在胸锁乳突肌的后缘,约喉结旁开 3.5 寸(手太阳小肠经)

5. 任、督二脉及手足六阳经在颈项部的腧穴

天突:胸骨上窝正中(任脉)

廉泉:微仰头,在喉结上方,当舌骨体上缘的中点处(任脉)。

人迎:喉结旁 1.5 寸,在胸锁乳突肌的前缘,颈总动脉之后(足阳明胃经)。

水突:在颈部,胸锁乳突肌的前缘,当人迎与气舍连线的中点(足阳明胃经)。

气舍:人迎穴直下,在锁骨内侧端的上缘,胸锁乳突肌的胸骨头与锁骨头之间(足阳明胃经)。

扶突:在结喉旁约 3 寸,当胸锁乳突肌的胸骨头与锁骨头之间(手阳明大肠经)。

天鼎:在胸锁乳突肌后缘,扶突穴直下 1 寸(手阳明大肠经)

天窗:扶突穴后,在胸锁乳突肌的后缘,约喉结旁开 3.5 寸(手太阳小肠经)

天容:在下颌角的后方,胸锁乳突肌的前缘凹陷中(手太阳小肠经)。

天牖:乳突后下方,胸锁乳突肌后缘,平下颌角处(手少阳三焦经)。

翳风:乳突前下方与下颌角之间的凹陷中(手少阳三焦经)。

风池:胸锁乳突肌与斜方肌上端之间的凹陷中,平风府穴(足少阳胆经)。

肩井:肩上,大椎穴与肩峰连线的中点(足少阳胆经)。

天柱:后发际与斜方肌外缘交点处(足太阳膀胱经)。

风府:正坐,头微前倾,后正中线上,入后发际上 1 寸(督脉)。

哑门:第 1 颈椎下,后发际正中直上 0.5 寸(督脉)。

大椎:后正中线上,第 7 颈椎棘突下凹陷中(督脉)。

6. 人体躯干正面腧穴归纳

横 纵	任脉 前正中线	肾经 0.5 寸	肾经 1 寸	胃经 2 寸	胃经 4 寸	心包经 5 寸	肺经 脾经 6 寸	胆经
锁骨下缘	璇玑		俞府		气户		云门	
第 1 肋间	华盖		彧中		库房		中府	
第 2 肋间	紫宫		神藏		屋翳		周荣	
第 3 肋间	玉堂		灵墟		膺窗		胸乡	
第 4 肋间	膻中		神封		乳中	天池	天溪	辄筋 渊腋
第 5 肋间(脐上 8 寸)	中庭		步廊		乳根		食窦	
脐上 7 寸	鸠尾				期门(肝经) (第 6 肋间)			大包 (脾经)
脐上 6 寸	巨阙	幽门		不容	日月(胆经) (第 7 肋间)			
脐上 5 寸	上脘	腹通谷		承满				
脐上 4 寸	中脘	阴都		梁门				
脐上 3 寸	建里	石关		关门	腹哀(脾经)			
脐上 2 寸	下脘	商曲		太乙				
脐上 1 寸	水分			滑肉门				
平脐	神阙(脐中)	肓俞		天枢	大横(脾经)			
脐下 1 寸	阴交	中注		外陵				
	气海(脐下 1.5 寸)				腹结(脾经) (脐下 1.3 寸)			
脐下 2 寸	石门	四满		大巨				
脐下 3 寸	关元	气穴		水道				
脐下 4 寸	中极	大赫		归来	府舍(脾经)			
脐下 5 寸	曲骨	横骨		气冲	冲门(脾经) (距中线 3.5 寸)			

7. 人体躯干背面腧穴归纳

纵 ＼ 横	后正中线	0.5寸	1.5寸	2寸	3寸	3.5寸
第7颈椎棘突下	大椎	定喘		肩中俞		
第1胸椎棘突下	陶道		大杼		肩外俞	
第2胸椎棘突下			风门		附分	
第3胸椎棘突下	身柱		肺俞		魄户	
第4胸椎棘突下			厥阴俞		膏肓俞	
第5胸椎棘突下	神道		心俞		神堂	
第6胸椎棘突下	灵台		督俞		譩譆	
第7胸椎棘突下	至阳		膈俞		膈关	
第8胸椎棘突下			胃脘下俞			
第9胸椎棘突下	筋缩		肝俞		魂门	
第10胸椎棘突下	中枢		胆俞		阳纲	
第11胸椎棘突下	脊中		脾俞		意舍	
第12胸椎棘突下			胃俞		胃仓	
第1腰椎棘突下	悬枢		三焦俞		肓门	痞根
第2腰椎棘突下	命门		肾俞		志室	
第3腰椎棘突下	下极俞		气海俞			腰眼
第4腰椎棘突下	腰阳关		大肠俞			
第5腰椎棘突下	十七椎		关元俞			
第1骶孔		上髎	小肠俞			
第2骶孔		次髎	膀胱俞		胞肓	
第3骶孔		中髎	中膂俞			
第4骶孔		下髎	白环俞		秩边	
骶管裂孔	腰俞					
尾骨端直上2寸	腰奇					
尾骨端下	长强	会阳				

（华佗夹脊穴位于0.5寸列，从第8胸椎至第12胸椎区间）

8. 肩胛骨周围的腧穴名称、定位与归经

曲垣：肩胛骨冈上窝内侧端上缘（手太阳小肠经）。

秉风：肩胛骨冈上窝中央，天宗穴直上，举臂有凹陷处（手太阳小肠经）。

巨骨：在锁骨肩峰端与肩胛冈之间凹陷处（手阳明大肠经）。

肩髃：肩峰端下缘，当肩峰与肱骨大结节之间，三角肌上部中央。臂外展或平举时，肩部出现两个凹陷，当肩峰前下方凹陷处（手阳明大肠经）。

肩髎：肩峰后下方，上臂外展时，当肩髃穴后寸许凹陷中（手少阳三焦经）。

肩贞：臂内收，腋后纹头上1寸（手太阳小肠经）。

膈俞：腋后纹头直上，肩胛冈下缘凹陷中（手太阳小肠经）。

天宗:肩胛骨冈下窝中央凹陷处,约当第四胸椎棘突下相平(手太阳小肠经)。

9. 腕横纹上腧穴的定位、归经和特定穴性质

太渊:在腕掌侧横纹桡侧,桡动脉的桡侧凹陷中(手太阴肺经)(原穴、输穴、脉会)。

大陵:腕横纹中央,掌长肌腱与桡侧腕屈肌腱之间(手厥阴心包经)(原穴、输穴)。

神门:腕横纹尺侧端,尺侧腕屈肌腱的桡侧凹陷处(手少阴心经)(原穴、输穴)。

阳溪:腕背横纹桡侧,当拇短伸肌腱与拇长伸肌腱之间的凹陷中(手阳明大肠经)(原穴、输穴)。

阳池:腕背横纹中,指总伸肌腱尺侧缘凹陷中(手少阳三焦经)(原穴、输穴)。

阳谷:腕背横纹尺侧端,当尺骨茎突与三角骨之间的凹陷处(手太阳小肠经)(原穴、输穴)。

10. 肘关节横纹上腧穴的定位、归经和特定穴性质

尺泽:在肘横纹中,肱二头肌腱桡侧凹陷处(手太阴肺经)(合穴)。

曲泽:肘微屈,肘横纹中,肱二头肌腱尺侧缘(手厥阴心包经)(合穴)。

少海:屈肘,当肘横纹内侧端与肱骨内上髁连线的中点处(手少阴心经)(合穴)。

曲池:屈肘成直角,在肘横纹外侧端与肱骨外上髁连线中点(手阳明大肠经)(合穴)。

天井:屈肘,尺骨鹰嘴上1寸凹陷中(手少阳三焦经)(合穴)。

小海:屈肘,当尺骨鹰嘴与肱骨内上髁之间凹陷处(手太阳小肠经)(合穴)。

二、在人体上准确定取上述腧穴

【实训小结】

1. 请填写下表,完成颞颌关节周围腧穴的定位与归经:

腧穴	定位	归经
上关		
下关		
耳门		
听宫		
听会		

2. 请填写下表,完成耳周围腧穴的定位与归经:

腧穴	定位	归经
耳门		
听宫		
听会		
耳和髎		
曲鬓		
角孙		
颅息		
瘈脉		
翳风		

3. 请填写下表,完成踝关节横纹水平线上的定位、归经和特定穴性质

腧穴	定位	归经	特定穴性质
商丘			
中封			
太溪			
解溪			
丘墟			
昆仑			

4. 请填写下表,完成膝关节部足六经合穴的定位、归经

腧穴	定位	归经	特定穴性质
阴陵泉			
曲泉			
阴谷			
足三里			
阳陵泉			
委中			

第七节 十四经名称相近腧穴综合训练

【目的要求】

通过归类总结,复习和辨别名称相类似的腧穴,及其归经与定位取穴。

【实训内容及步骤】

一、名称类似腧穴归纳和辨别

1. 名称中含有"阳"的腧穴定位与归经

	腧穴	定位	归经
1	至阳	后正中线上,第7胸椎棘突下凹陷中	督脉
2	会阳	尾骨端旁开0.5寸	足太阳膀胱经
3	委阳	腘横纹外侧端,当股二头肌腱的内侧	足太阳膀胱经
4	合阳	小腿后侧,委中穴直下2寸	足太阳膀胱经
5	跗阳	昆仑穴直上3寸	足太阳膀胱经
6	冲阳	在足背最高处,当跗长伸肌腱和趾长伸肌腱之间,足背动脉搏动处	足阳明胃经
7	阳白	目正视,瞳孔直上,眉上1寸	足少阳胆经
8	阳纲	第10胸椎棘突下,旁开3寸	足太阳膀胱经

续表

腧穴		定 位	归经
9	阳溪	腕背横纹桡侧,当拇短伸肌腱与拇长伸肌腱之间的凹陷中	手阳明大肠经
10	阳池	腕背横纹中,指总伸肌腱尺侧缘凹陷中	手少阳三焦经
11	阳谷	腕背横纹尺侧端,当尺骨茎突与三角骨之间的凹陷处	手太阳小肠经
12	阳陵泉	腓骨小头前下方凹陷中	足少阳胆经
13	阳交	外踝高点上 7 寸,腓骨后缘	足少阳胆经
14	阳辅	外踝高点上 4 寸,腓骨前缘稍前处	足少阳胆经
15	三阳络	在腕背横纹上 4 寸,支沟穴上 1 寸,尺骨与桡骨之间	手少阳三焦经
16	腰阳关	后正中线上,第 4 腰椎棘突下凹陷中	督脉
17	膝阳关	阳陵泉上 3 寸,股骨外上髁外上方凹陷中	足少阳胆经

2. 名称中含有"阴"的腧穴定位与归经

腧穴		定位	归经
1	阴郄	腕横纹上 0.5 寸,尺侧腕屈肌腱的桡侧缘	手少阴心经
2	阴交	前正中线上,脐下 1 寸	任脉
3	阴都	脐上 4 寸,前正中线旁开 0.5 寸	足少阴肾经
4	阴谷	屈膝,腘窝内侧,当半腱肌腱与半膜肌腱之间	足少阴肾经
5	阴廉	气冲直下 2 寸,大腿根部,耻骨结节下方	足厥阴肝经
6	阴包	股骨内上髁上 4 寸,缝匠肌后缘	足厥阴肝经
7	阴市	在髂前上棘与髌骨底外缘连线上,髌骨外上缘上 3 寸	足阳明胃经
8	阴陵泉	胫骨内侧髁下方凹陷处	足太阴脾经

3. 名称中含有"海"的腧穴定位与归经

腧穴		定位	归经
1	小海	屈肘,当尺骨鹰嘴与肱骨内上髁之间凹陷处	手太阳小肠经
2	少海	屈肘,当肘横纹内侧端与肱骨内上髁连线的中点处	手少阴心经
3	气海	前正中线上,脐下 1.5 寸	任脉
4	血海	屈膝,在髌骨内上缘上 2 寸,当股四头肌内侧头的隆起处	足太阴脾经
5	照海	内踝高点正下缘凹陷处	足少阴肾经

4. 名称中含有"溪"的腧穴定位与归经

腧穴	定位	归经
阳溪	腕背横纹桡侧,当拇短伸肌腱与拇长伸肌腱之间的凹陷中	手阳明大肠经
后溪	微握拳,第 5 指掌关节后尺侧的远侧掌横纹头赤白肉际	手太阳小肠经
天溪	在第 4 肋间隙,前正中线旁开 6 寸	足太阴脾经
太溪	内踝高点与跟腱后缘连线的中点凹陷处	足少阴肾经
解溪	足背踝关节横纹中央凹陷处,当踇长伸肌腱与趾长伸肌腱之间	足阳明胃经
侠溪	足背,第 4、5 趾间,趾蹼缘后方赤白肉际处纹头上凹陷处	足少阳胆经

5. 名称中含有"池"的腧穴定位与归经

腧穴	定位	归经
风池	胸锁乳突肌与斜方肌上端之间的凹陷中,平风府穴	足少阳胆经
天池	乳头外侧 1 寸,当第 4 肋间隙中	手厥阴心包经
曲池	屈肘成直角,在肘横纹外侧端与肱骨外上髁连线中点	手阳明大肠经
阳池	腕背横纹中,指总伸肌腱尺侧缘凹陷中	手少阳三焦经

6. 名称中含有"泉"的腧穴定位与归经

腧穴	定位	归经
极泉	腋窝正中,腋动脉搏动处	手少阴心经
天泉	腋前纹头下 2 寸,肱二头肌长、短头之间	手厥阴心包经
曲泉	屈膝,当膝内侧横纹头上方,半腱肌、半膜肌止端前缘凹陷中	足厥阴肝经
水泉	太溪穴直下 1 寸,当跟骨结节内侧上缘	足少阴肾经
涌泉	足趾跖屈时,约当足底(去趾)前 1/3 凹陷处	足少阴肾经

7. 名称中含有"冲"的腧穴定位与归经

腧穴	定位	归经
眉冲	攒竹穴直上,入发际 0.5 寸	足太阳膀胱经
天冲	耳根后缘直上,入发际 2 寸,率谷后 0.5 寸	足少阳胆经
少冲	小指桡侧指甲根角旁 0.1 寸	手少阴心经
中冲	中指尖端的中央	手厥阴心包经
关冲	无名指尺侧指甲根角旁 0.1 寸	手少阳三焦经
气冲	在腹股沟稍上方,脐中下 5 寸,前正中线旁开 2 寸	足阳明胃经

8. 名称中含有"中"的腧穴定位与归经

腧穴	定位	归经
中府	在胸前壁外上方,前正中线旁开 6 寸,平第 1 肋间隙处	手太阴肺经
中庭	前正中线上,平第 5 肋间,胸剑联合的中点处	任脉
中脘	前正中线上,脐上 4 寸,或脐与胸剑联合连线的中点处	任脉
中极	前正中线上,脐下 4 寸	任脉
中枢	后正中线上,第 10 胸椎棘突下凹陷中	督脉
中注	脐下 1 寸,前正中线旁开 0.5 寸	足少阴肾经
中冲	中指尖端的中央	手厥阴心包经
中渚	手背,第 4、5 掌骨小头后缘之间凹陷中,当液门穴后 1 寸	手少阳三焦经
中渎	大腿外侧正中,风市下 2 寸,或腘横纹上 5 寸	足少阳胆经
中髎	第 3 骶后孔中,次髎穴下内方,约当中膂俞与后正中线之间	足太阳膀胱经
中膂俞	第 3 骶椎棘突下,旁开 1.5 寸,约平第 3 骶后孔	足太阳膀胱经
中都	内踝尖上 7 寸,胫骨内侧面的中央	足厥阴肝经
中封	内踝前 1 寸,胫骨前肌腱内缘凹陷中	足厥阴肝经

9. 名称中含有"太"的腧穴定位与归经

腧穴	定位	归经
太渊	在腕掌侧横纹桡侧,桡动脉的桡侧凹陷中	手太阴肺经
太白	第 1 跖骨小头后缘,赤白肉际凹陷处	足太阴脾经
太溪	内踝高点与跟腱后缘连线的中点凹陷处	足少阴肾经
太冲	足背,第 1、2 跖骨结合部之前凹陷中	足厥阴肝经
太乙	脐中上 2 寸,前正中线旁开 2 寸	足阳明胃经

10. 名称中含有"大"的腧穴定位与归经

腧穴	定位	归经
大迎	在下颌角前下方,咬肌附着部前缘	足阳明胃经
大椎	后正中线上,第 7 颈椎棘突下凹陷中	督脉
大杼	第 1 胸椎棘突下,旁开 1.5 寸	足太阳膀胱经
大包	在侧胸部腋中线上,当第 6 肋间隙处	足太阴脾经
大横	脐中旁开 4 寸	足太阴脾经
大赫	脐下 4 寸,前正中线旁开 0.5 寸	足少阴肾经
大巨	脐中下 2 寸,前正中线旁开 2 寸	足阳明胃经
大陵	腕横纹中央,掌长肌腱与桡侧腕屈肌腱之间	手厥阴心包经
大都	足大趾内侧,第 1 跖趾关节前下方,赤白肉际处	足太阴脾经
大敦	足大趾外侧趾甲根角旁约 0.1 寸	足厥阴肝经

二、在人体上准确定取上述腧穴

【实训小结】

1. 填写下表,完成名称中含有"少"的腧穴定位与归经

腧穴	定位	归经
少商		
少冲		
少府		
少海		
少泽		

2. 填写下表,完成名称中含有"髎"的腧穴定位与归经

腧穴	定位	归经
禾髎		
巨髎		
颧髎		

续表

腧穴	定位	归经
和髎		
肘髎		
肩髎		
天髎		
居髎		
上髎		
次髎		
中髎		
下髎		

3. 填写下表,完成名称中含有"天"的腧穴定位与归经

腧穴	定位	归经
天府		
天突		
天鼎		
天窗		
天容		
天牖		
天柱		
天泉		
天溪		
天池		
天枢		
天冲		
天宗		
天髎		
天井		

4. 填写下表,完成名称中含有"承"的腧穴定位与归经

腧穴	定位	归经
承泣		
承浆		
承灵		
承光		
承满		
承扶		
承山		
承筋		

5. 填写下表,完成名称中含有"气"的腧穴定位与归经

腧穴	定位	归经
气舍		
气户		
气海		
气冲		
气穴		
气海俞		

6. 填写下表,完成名称中含有"府"的腧穴定位与归经

腧穴	定位	归经
中府		
天府		
少府		
风府		
俞府		

7. 填写下表,完成名称中含有"户"的腧穴定位与归经

腧穴	定位	归经
脑户		
气户		
魄户		

8. 填写下表,完成名称中含有"门"的腧穴定位与归经

腧穴	定位	归经
神门		
液门		
章门		
期门		
京门		
石门		
郄门		
金门		
哑门		
滑肉门		
关门		
梁门		
魂门		
肓门		

腧穴	定位	归经
幽门		
冲门		
耳门		
云门		
风门		
殷门		
命门		
箕门		

9. 填写下表,完成名称中含有"丘"的腧穴定位与归经

腧穴	定位	归经
梁丘		
商丘		
丘墟		
外丘		

10. 填写下表,完成名称中含有"风"的腧穴定位与归经

腧穴	定位	归经
风门		
风池		
风市		
风府		
翳风		
秉风		

11. 填写下表,完成名称中含有"神"的腧穴定位与归经

腧穴	定位	归经
神门		
神阙		
神庭		
神堂		
神封		
神藏		
本神		
四神聪		

12. 完成同名穴的名称、定位与归经

{ 手三里
  足三里

{ 手五里
  足五里

{ 腹通谷
  足通谷

{ 头窍阴
  足窍阴

{ 头临泣
  足临泣

{ 腰阳关
  膝阳关

13. 完成名称相近腧穴的定位与归经

{ 下巨虚
  上巨虚

{ 上廉
  下廉

{ 上关
  下关

{ 内关
  外关

{ 阴陵泉
  阳陵泉

{ 阴交
  阳交

第八节　十四经特定穴分类综合训练

【实训目的】

通过分类总结,复习加强特定穴的名称、归经及定位取穴和特点。

【实训内容及步骤】

一、归纳各特定穴的腧穴名称、定位与归经

1. 十二经脉五输穴的定位与归经

经脉名称	井	荥	俞	经	合
手太阴肺经	少商	鱼际	太渊	经渠	尺泽
手阳明大肠经	商阳	二间	三间	阳溪	曲池
足阳明胃经	厉兑	内庭	陷谷	解溪	三里

续表

经脉名称	井	荥	俞	经	合
足太阴脾经	隐白	大都	太白	商丘	阴陵泉
手少阴心经	少冲	少府	神门	灵道	少海
手少阳小肠经	少泽	前谷	后溪	阳谷	小海
足太阳膀胱经	至阴	通谷	束骨	昆仑	委中
足少阴肾经	涌泉	然谷	太溪	复溜	阴谷
手厥阴心包经	中冲	劳宫	大陵	间使	曲泽
手少阳三焦经	关冲	液门	中渚	支沟	天井
足少阳胆经	窍阴	侠溪	临泣	阳辅	阳陵泉

2. 十二经脉原穴的定位与归经

经脉名称	原穴	定位
手太阴肺经	太渊	在腕掌侧横纹桡侧,桡动脉搏动处。
手阳明大肠经	合谷	在手背,第 1、2 掌骨间,当第 2 掌骨桡侧的中点处。
足阳明胃经	解溪	在足背与小腿交界处的横纹中央凹陷处,当趾长伸肌腱与趾长伸肌腱之间。
足太阴脾经	太白	在足内侧缘,当足大趾本节(第 1 跖骨关节)后下方赤白肉际凹陷处。
手少阴心经	神门	在腕部,腕掌侧横纹尺侧端,尺侧腕屈肌腱的桡侧凹陷处。
手太阳小肠经	腕骨	在手掌尺侧,当第 5 掌骨基底与钩骨之间的凹陷处,赤白肉际。
足太阳膀胱经	京骨	在足外侧部,第 5 跖骨粗隆下方,赤白肉际处。
足少阴肾经	太溪	在足内侧,内踝后方,当内踝尖与跟腱之间的凹陷处。
手厥阴心包经	大陵	在腕掌横纹的中点处,当掌长肌腱与桡侧腕屈肌腱之间。
手少阳三焦经	阳池	在腕背横纹中,当指总伸肌腱的尺侧缘凹陷处。
足少阳胆经	丘墟	在外踝的前下方,当趾长伸肌腱的外侧凹陷处。
足厥阴肝经	太冲	在足背侧,当第 1 跖骨间隙的后方凹陷处。

3. 十五络穴的定位与归经

经脉名称	络穴	定位
手太阴肺经	列缺	在前臂桡侧缘,桡骨茎突上方,腕横纹上 1.5 寸,当肱桡肌与拇长展肌腱之间。
手阳明大肠经	偏历	屈肘,在前臂背面桡侧,当阳溪与曲池连线上,腕横纹上 3 寸处。
足阳明胃经	丰隆	在小腿前外侧,当外踝尖上 8 寸,条口外,距胫骨前缘二横指(中指)。
足太阴脾经	公孙	在足内侧缘,当第一跖骨基底部的前下方。
手少阴心经	通里	在前臂掌侧,当尺侧腕屈肌腱的桡侧缘,腕横纹上 1 寸。
手太阳小肠经	支正	在前臂背面尺侧,当阳谷与小海的连线上,腕背横纹上 5 寸。
足太阳膀胱经	飞扬	在小腿后面,外踝后,昆仑直上七寸,承山穴外下方 1 寸处。
足少阴肾经	大钟	在足内侧,内踝下方,当跟腱附着部的内侧前方凹陷处。
手厥阴心包经	内关	在前臂掌侧,当曲泽与大陵的连线上,腕横纹上 2 寸,掌长肌腱与桡侧腕屈肌腱之间。
手少阳三焦经	外关	在前臂背侧,当阳池与肘尖的连线上,腕背横纹上 2 寸,尺骨与桡骨之间。
足少阳胆经	光明	在小腿外侧,当外踝尖上 5 寸,腓骨前缘。
足厥阴肝经	蠡沟	在小腿内侧,当足内踝尖上 5 寸,胫骨内侧面的中央。

经脉名称	络穴	定位
任脉	鸠尾	在上腹部,前正中线上,当胸剑结合部下1寸。
督脉	长强	在尾骨端下,当尾骨端与肛门连线的中点处。
脾之大络	大包	在侧胸部,腋中线上,当第6肋间隙处。

二、在人体上准确定取上述腧穴

【实训小结】

1. 请填写下表,完成十六郄穴的定位与归经

经脉名称	郄穴	定位
手太阴肺经	孔最	
手阳明大肠经	温溜	
足阳明胃经	梁丘	
足太阴脾经	地机	
手少阴心经	阴郄	
手少阳小肠经	养老	
足太阳膀胱经	金门	
足少阴肾经	水泉	
手厥阴心包经	郄门	
手少阳三焦经	会宗	
足少阳胆经	外丘	
足厥阴肝经	中都	
阴跷脉	交信	
阳跷脉	跗阳	
阴维脉	筑宾	
阳维脉	阳交	

2. 请填写下表,完成背俞穴的定位与归经

脏腑名称	背俞穴	定　位
肺		
大肠		
胃		
脾		
心		
小肠		
膀胱		
肾		
心包		
三焦		
胆		

3. 请填写下表,完成募穴的定位与归经

脏腑名称	背俞穴	定位
	中府	
	天枢	
	中脘	
	章门	
	巨阙	
	关元	
	中极	
	京门	
	膻中	
	石门	
	日月	
	期门	

4. 请填写下表,完成下合穴的定位与归经

六腑名称	下合穴	定位
	足三里	
	上巨虚	
	下巨虚	
	阳陵泉	
	委中	
	委阳	

5. 请填写下表,完成八会穴的定位与归经

八会	八会穴	定位
	章门	
	中脘	
	膻中	
	膈俞	
	大杼	
	阳陵泉	
	太渊	
	绝骨	

6. 请填写下表,完成八脉交会穴的定位与归经

奇经八脉	八脉交会穴	定位
任脉		
督脉		
	内关	
	外关	
	公孙	
	足临泣	
	申脉	
	照海	

7. 请指出同时具有 2 个或者 2 个以上特定穴性质的腧穴名称、归经、穴性类别(交会穴除外)

列缺:手太阴肺经。手太阴经络穴;八脉交会穴之一。

太渊:

内关:

大陵:

神门:

外关:

后溪:

太白:

公孙:

太冲:

章门:

太溪:

足三里:

阳陵泉:

足临泣:

委中:

第五章　经络腧穴实训考核

　　根据不同的实训阶段确定考核内容,具体项目以抽签的形式决定,经脉体表划线、取穴定位、刺灸方法等考核项目均进行人体实际操作。

第一阶段　经络腧穴操作技能实训考核

考核项目及评分标准

经络实训考核(20 分)		
经脉名称	划出体表循行路线	
腧穴实训考核(80 分)		
腧穴名称	归经(2 分)	口述定位(3 分)	取穴操作(5 分) 准确度:4 分 熟练度:1 分

　　注:1. 较长的经脉如胆经等,可要求划出某一段体表循行线。
　　2. 腧穴签条的制定,应兼顾不同部位的腧穴,选择头面、躯干、上肢、下肢等穴位进行合理搭配,难易度均衡;或可将名称相似,易混淆的穴位组合

样卷1:

经络腧穴操作技能实训考核表

姓名:＿＿＿＿ 班级:＿＿＿＿ 学号:＿＿＿＿ 成绩:＿＿＿＿

经络实训考核(20分)			
经脉名称	划出体表循行路线		
手太阴肺经			
腧穴实训考核(80分)			
腧穴名称	归经(2分)	口述定位(3分)	取穴操作(5分) 准确度:4分 熟练度:1分
中府			
心俞			
阳溪			
颊车			
阳陵泉			
尺泽			
关元			
丰隆			

样卷2：

经络腧穴操作技能实训考核表

姓名：＿＿＿＿＿ 班级＿＿＿＿＿ 学号：＿＿＿＿＿ 成绩：＿＿＿＿＿

经络实训考核（20分）		
经脉名称	划出从髋关节→足端的体表循行路线	
足少阳胆经		
腧穴实训考核（80分）		
腧穴名称	归经（2分）	口述定位（3分）	取穴操作（5分）准确度：4分 熟练度：1分
听宫			
听会			
耳门			
风府			
风池			
风门			
风市			
翳风			

样卷3：

经络腧穴操作技能实训考核表

姓名：＿＿＿＿＿ 班级：＿＿＿＿＿ 学号：＿＿＿＿＿ 成绩：＿＿＿＿＿

经络实训考核(20分)			
经脉名称	划出从项部→腘窝的体表循行路线		
足太阳膀胱经			
腧穴实训考核(80分)			
腧穴名称	归经(2分)	口述定位(3分)	取穴操作(5分) 准确度:4分 熟练度:1分
少泽			
少商			
商阳			
关冲			
中冲			
少冲			
梁门			
梁丘			

实训大纲

(一) 实训的任务

经络与腧穴技能是针推专业一门专业核心技能课程,是临床获取针推疗效与提高疗效的关键技能,是一门以中医理论为指导,利用人体、智能经络人模型、动物与人的尸体等教具,综合运用现代的表面解剖、应用解剖、功能解剖等知识,其总任务是掌握经络的循行分布、穴位定位与临床操作技能。

本课程是相关专业的专业核心技能课程;针推岗位群的行业通用技能;"保健按摩师"等岗位的职业特定技能;是执业中医师、保健按摩师等资格考试必备的基本知识与基本技能,在针推康复业人才培养中起重要的支撑作用。

经络与腧穴的前续课程是中医基础、解剖等,后续课程为专业课刺法灸法技术、针灸治疗技术、推拿技术、美容技术、中西医结合康复技术等。

(二) 实训目标

本大纲适用于针推专业大学专科层次使用,依据针灸推拿专业高职高专"面向农村基层、城镇社区培养高素质技能型中医药人才"的培养目标,按照"项目课程"教学设计的要求,使学生掌握经络腧穴的基础理论知识及实训划经点穴相关技术操作,满足针灸、推拿、中医美容、中医康复岗位群技能的需求。

项目的知识目标是掌握经脉的循行;掌握腧穴的取穴定位方法;掌握各经腧穴的归经、定位和取法;体会腧穴的立体结构,掌握其解剖特点;常用腧穴的针推操作。能力目标是具有《经络与腧穴》相关知识和技能的运用能力,具有在人体上准确划出经络、点出腧穴、针推操作的能力,具有一定的就业、创业能力和继续学习的能力。素质目标是培养专业思想牢固,热爱针推事业。具有严谨求实的科学态度和救死扶伤的人道主义精神,有关心病人,勇于献身的良好职业道德风尚。具有认真求实、勤奋好学、刻苦钻研、勇于实践、善于自学的优秀品质。具有学习沟通能力、团结协作能力等综合素质的高素质技能型中医药人才。

(三) 实训内容与要求

模块一 腧穴的定位方法

项目一 十二经脉的循行特点

项目二 腧穴的定位方法

1. 解剖标志定位法

2. 骨度分寸定位法

3. 手指同身寸定位法

4. 简便定位法

模块二 经络腧穴各经实训

项目一 手太阴经络与腧穴

1. 手太阴肺经经脉循行

2. 手太阴肺经腧穴(11穴)

中府 *、云门、天府、侠白、尺泽 *、孔最 *、列缺 *、经渠、太渊 *、鱼际 *、少商 *

项目二 手阳明经络与腧穴

1. 手阳明大肠经经脉循行

2. 手阳明大肠经腧穴(20穴)

商阳 *、二间、三间 *、合谷 *、阳溪 *、偏历 *、温溜、下廉、上廉、手三里 *、曲池 *、肘髎、手五里、臂臑 *、肩髃 *、巨骨、天鼎、扶突 *、口禾髎、迎香 *。

项目三 足阳明经络与腧穴

1. 足阳明胃经经脉循行

2. 足阳明胃经腧穴(45穴)

承泣 *、四白 *、巨髎、地仓 *、大迎、颊车 *、下关 *、头维 *、缺盆、气户、库房、屋翳、膺窗、乳中、乳根、不容、承满、梁门 *、太乙、滑肉门、天枢 *、外陵、大巨、水道 *、归来 *、气冲、髀关、伏兔 *、阴市、梁丘 *、犊鼻 *、足三里 *、上巨虚 *、条口 *、下巨虚 *、丰隆 *、解溪 *、冲阳、陷谷、内庭 *、厉兑 *。

项目四 足太阴经络与腧穴

1. 足太阴脾经经脉循行

2. 足太阴脾经腧穴(21穴)

隐白 *、大都、太白 *、公孙 *、商丘、三阴交 *、漏谷、地机 *、阴陵泉 *、血海 *、箕门、冲门、府舍、腹结、大横 *、腹哀、食窦、天溪、胸乡、周荣、大包 *。

项目五 手少阴经络与腧穴

1. 手少阴心经经脉循行

2. 手少阴心经腧穴(9穴)

极泉 *、青灵、少海 *、灵道、通里 *、阴郄 *、神门 *、少府、少冲 *。

项目六 手太阳经络与腧穴

1. 手太阳小肠经经脉循行

2. 手太阳小肠经腧穴(19穴)

少泽 *、前谷、后溪 *、腕骨 *、阳谷、养老 *、支正 *、小海、肩贞 *、臑俞、天宗 *、秉风、曲垣、肩外俞、肩中俞、天窗、天容、颧髎 *、听宫 *。

项目七 足太阳经络与腧穴

1. 足太阳膀胱经经脉循行

2. 足太阳膀胱经腧穴

睛明 *、攒竹 *、眉冲、曲差、五处、承光、通天、络却、玉枕、天柱 *、大杼 *、风门 *、肺俞 *、厥阴俞、心俞 *、督俞、膈俞 *、肝俞 *、胆俞 *、脾俞 *、胃俞 *、三焦俞 *、肾俞 *、气海俞、大肠俞 *、关元俞、小肠俞 *、膀胱俞 *、中膂俞、白环俞、上髎、次髎 *、中髎、下髎、会阳、附分、魄户、膏肓 *、神堂、谚谙、膈关、魂门、阳纲、意舍、胃仓、肓门、志室 *、胞肓、秩边 *、承扶 *、殷门、浮郄、委阳 *、委中 *、合阳、承筋、承山 *、飞扬 *、跗阳、昆仑 *、仆参、申脉 *、金门、京骨、束骨 *、足通谷、至阴 *。

项目八　足少阴经络与腧穴

1. 足少阴肾经经脉循行

2. 足少阴肾经腧穴(27穴)

涌泉 *、然谷 *、太溪 *、大钟 *、水泉、照海 *、复溜 *、交信、筑宾、阴谷 *、横骨、大赫、气穴、四满、中注、肓俞 *、商曲、石关、阴都、腹通谷、幽门、步廊、神封、灵墟、神藏、彧中、俞府 *。

项目九　手厥阴经络与腧穴

1. 手厥阴心包经经脉循行

2. 手厥阴心包经腧穴(9穴)

天池 *、天泉、曲泽 *、郄门 *、间使 *、内关 *、大陵 *、劳宫 *、中冲 *。

项目十　手少阳经络与腧穴

1. 手少阳三焦经经脉循行

2. 手少阳三焦经腧穴(23穴)

关冲 *、液门、中渚 *、阳池 *、外关 *、支沟 *、会宗、三阳络、四渎、天井 *、清冷渊、消泺、膈会、肩髎 *、天髎、天牖、翳风 *、瘈脉、颅息、角孙 *、耳门 *、耳和髎、丝竹空 *。

项目十一　足少阳经络与腧穴

1. 足少阳胆经经脉循行

2. 足少阳胆经腧穴(44穴)

瞳子髎 *、听会 *、上关、颔厌、悬颅、悬厘、曲鬓 *、率谷 *、天冲、浮白、头窍阴、完骨 *、本神 *、阳白 *、头临泣 *、目窗、正营、承灵、脑空、风池 *、肩井 *、渊腋、辄筋、日月 *、京门 *、带脉 *、五枢、维道、居髎、环跳 *、风市 *、中渎、膝阳关、阳陵泉 *、阳交、外丘、光明 *、阳辅、悬钟 *、丘墟 *、足临泣 *、地五会、侠溪 *、足窍阴 *。

项目十二　足厥阴经络与腧穴

1. 足厥阴肝经经脉循行

2. 足厥阴肝经腧穴(14穴)

大敦 *、行间 *、太冲 *、中封 *、蠡沟 *、中都、膝关、曲泉 *、阴包、足五里、阴廉、急脉、章门 *、期门 *。

项目十三　督脉经络与腧穴

1. 督脉循行

2. 督脉腧穴(28穴)

长强 *、腰俞、腰阳关 *、命门 *、悬枢、脊中、中枢、筋缩、至阳 *、灵台、神道、身柱 *、陶道、

大椎 *、哑门 *、风府 *、脑户、强间、后顶、百会 *、前顶、囟会、上星 *、神庭、素髎 *、水沟 *、兑端、龈交。

项目十四 任脉经络与腧穴

1. 任脉循行

2. 任脉腧穴(24 穴)

会阴、曲骨、中极 *、关元 *、石门、气海 *、阴交、神阙 *、水分、下脘 *、建里 *、中脘 *、上脘 *、巨阙、鸠尾、中庭、膻中 *、玉堂、紫宫、华盖、璇玑、天突 *、廉泉 *、承浆 *。

项目十五 经外奇穴

1. 头颈部(18 穴):四神聪 *、当阳、印堂 *、鱼腰、太阳 *、耳尖、球后 *、上迎香、内迎香、牵正 *、聚泉、海泉、金津 *、玉液 *、上廉泉、夹承浆 *、翳明 *、安眠 *、颈百劳。

2. 胸腹部(5 穴):子宫 *、胃上、脐中四边、三角灸 *、利尿 *。

3. 背腰部(12 穴):新设、颈臂 *、血压点、定喘 *、夹脊 *、胃脘下俞 *、接脊、痞根、腰眼 *、下极俞、十七椎腰奇、臀中 *。

4. 上肢部穴(11 穴):肘尖、二白 *、中泉、中魁、大骨空、小骨空、腰痛点 *、外劳宫 *、八邪 *、四缝 *、十宣 *。

5. 下肢部穴(13 穴):髋骨、鹤顶 *、百虫窝 *、内膝眼、膝眼 *、胆囊 *、阑尾 *、内踝尖、外踝尖、八风 *、独阴、里内庭、气端。

模块三 经络腧穴综合实训

项目一 手三阴经综合实训

项目二 手三阳经综合实训

项目三 足三阴经综合实训

项目四 足三阳经综合实训

项目五 十四经起止穴综合训练

项目六 十四经腧穴分部综合训练

项目七 十四经名称相近腧穴综合训练

项目八 十四经特定穴分类综合训练

【实训要求】

1. 掌握常用定位方法,在人体上正确定出各部骨度分寸及体表解剖标志。

2. 掌握并具有在人体上正确画出体表循行路线的能力。

3. 掌握在人体上正确定取各腧穴的归经、位置。

4. 掌握各腧穴的解剖特点,选取部分较安全、易操作的穴位(四肢穴为主),进行毫针、推拿基本操作,体会腧穴的立体结构和进针深浅,验证定位的准确性,体会穴位针灸推拿得气感觉。

【实训方法】

1. 各项实训内容结合多媒体课件进行反复观摩。

2. 结合观看穴位的现代表面解剖、应用解剖、功能解剖等多媒体课件。

3. 学生两人一组互相练习与教师在学生身上示范操作划经与取穴。

4. 连点成线,在点穴的基础上,精确画出各经脉体表循行线。

5. 点穴训练先纵向分经定位,然后横向分部、分类归纳比较。

6. 对每一个腧穴进行针刺、推拿操作,体会穴位不同的针刺、推拿手法,得气的不同感觉。

7. 在解剖室进行重点穴位尸体分层解剖操作。

8. 计算机智能模型人模拟定穴练习及测试。

9. 空白图描绘经、穴练习及测试。

10. 抽签选经、选穴,实体画经、点穴操作考核。

主要参考书目

1. 严振国.穴位解剖与临床应用[M].上海:上海中医药大学出版社,2006.
2. 严振国.中医应用腧穴解剖学[M].上海:上海中医药大学出版社,2005.
3. 严隽陶.推拿学[M].北京:中国中医药出版社,2003.
4. 董勤.针灸专业技能全程一体化实训教程[M].南京:南京中医药大学,2008.
5. 石学敏.石学敏针灸学[M].天津:天津科学技术出版社,1981.
6. 李鼎.经络学[M].上海:上海科学技术出版社,1984.
7. 杨甲三.腧穴学[M].上海:上海科学技术出版社,1984.
8. 郭长青,胡波.针灸穴位图解[M].北京:人民卫生出版社,2006.
9. 黄龙祥,黄幼民.实验针灸表面解剖学[M].北京:人民卫生出版社,2007.
10. 徐恒泽.针灸学[M].北京:人民卫生出版社,2003.
11. 塞尔日·蒂克萨S.楚宪襄夏蓉.触诊解剖学图谱[M].郑州:河南科学技术出版社,2001.
12. 杜雷克.格氏解剖学:教学版[M].北京:北京大学医学出版社,2006.
13. 西蒙伯尔特(英)著,(英)戴维斯摄,徐焰,张燕文译.艺用人体解剖[M].浙江摄影,2004.
14. 伯奎斯特(Berquist T.H)(美)著,程敬亮,祁吉,史大鹏译.肌肉骨骼系统磁共振成像[M].郑州:郑州大学出版社,2004.
15. (丹)彼得·弗莱肯斯坦,(丹麦)特雷纳·詹森 著,郝强,陈宏颉,林玲 译.影像解剖学[M].福州市:福建科学技术出版社,2003.
16. 芮德源.临床神经解剖学[M].北京:人民卫生出版社,2007.
17. 汪华侨.功能解剖学[M].北京:人民卫生出版社,2008.
18. 严振国.(英汉对照)全身经穴应用解剖图谱[M].上海:上海中医药大学出版社,2003.
19. 严振国.中医应用局部解剖学[M].上海:上海中医药大学出版社,2005.
20. 王德敬.经络腧穴学[M].北京:人民卫生出版社,2005.
21. 王德敬.经络与腧穴[M].北京:人民卫生出版社,2009.
22. 王德敬.经络腧穴学习题集[M].北京:人民卫生出版社,2005.
23. 王德敬,凌宗元.经络腧穴实训指导[M].北京:人民卫生出版社,2005.

附录一 人体十四经各经穴位彩图

由王德敬拍摄与制作的表面解剖与应用解剖彩图,主要模特为山东中医药高等专科学校崔永臻、宋昊阳、孙文卓、姜超、焉树超、刘恒志、焦海涵、孙嫱敏等。

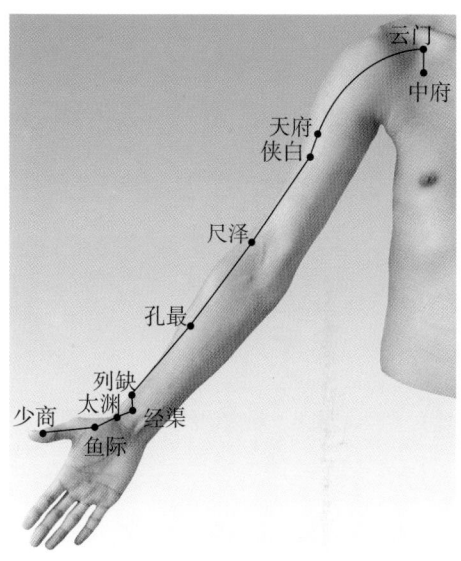

彩图 1　手太阴肺经腧穴总图

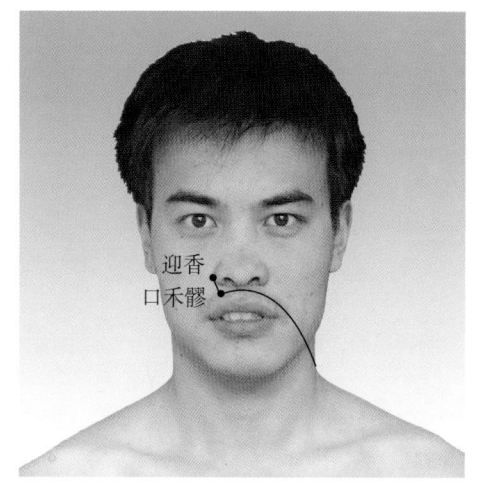

彩图 2　手阳明大肠经腧穴总图 1

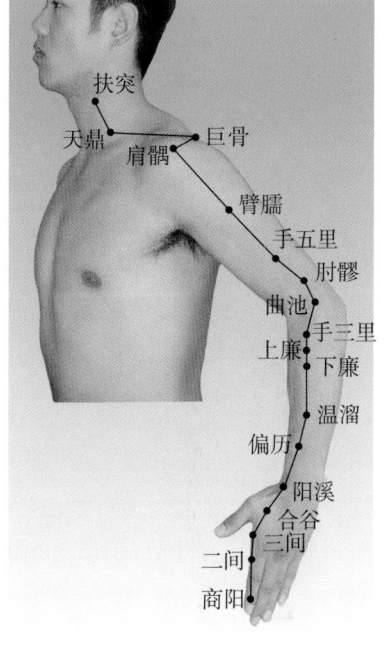

彩图 3　手阳明大肠经腧穴总图 2

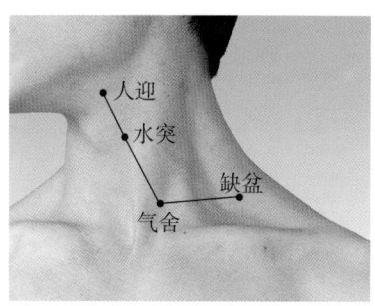

彩图 4　足阳明胃经腧穴总图 1

彩图 5　足阳明胃经腧穴总图 2

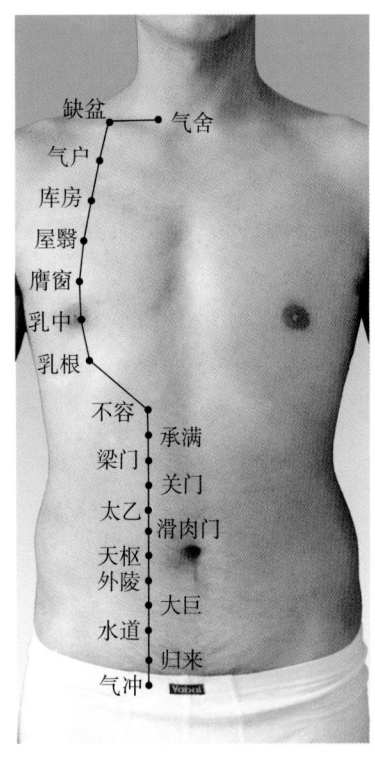

彩图 6 足阳明胃经腧穴总图 3

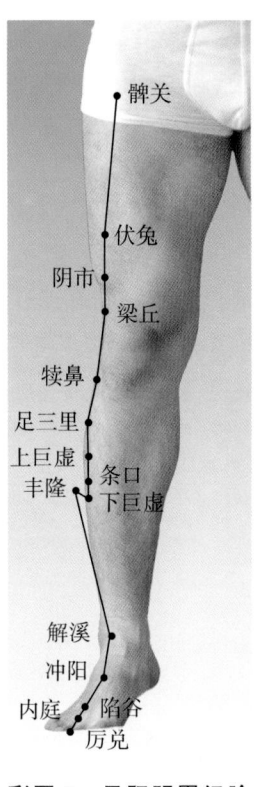

彩图 7 足阳明胃经腧穴总图 4

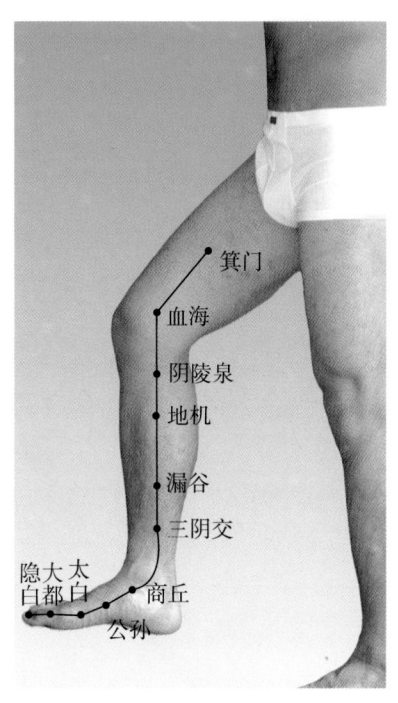

彩图 8 足太阴脾经腧穴总图 1

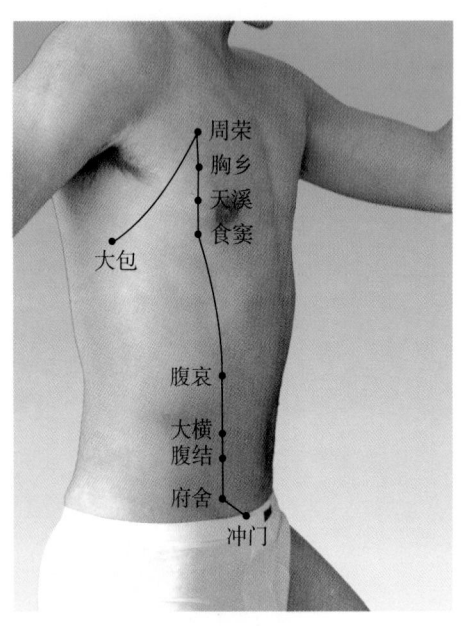

彩图 9 足太阴脾经腧穴总图 2

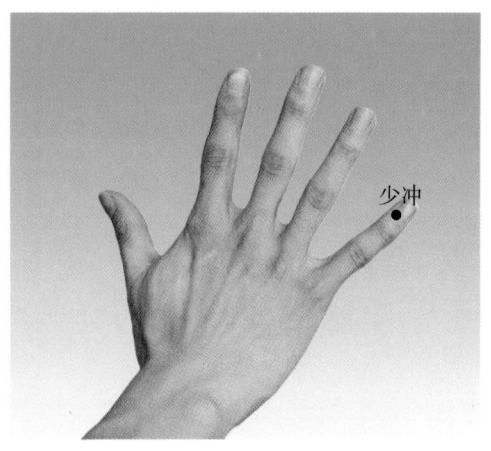

彩图 10 手少阴心经腧穴总图 1

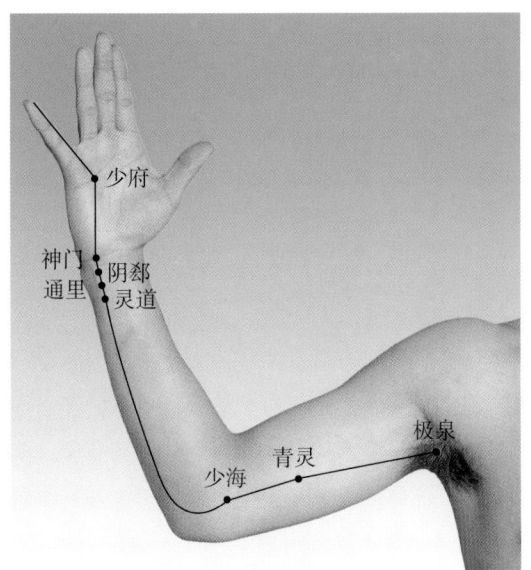

彩图 11 手少阴心经腧穴总图 2

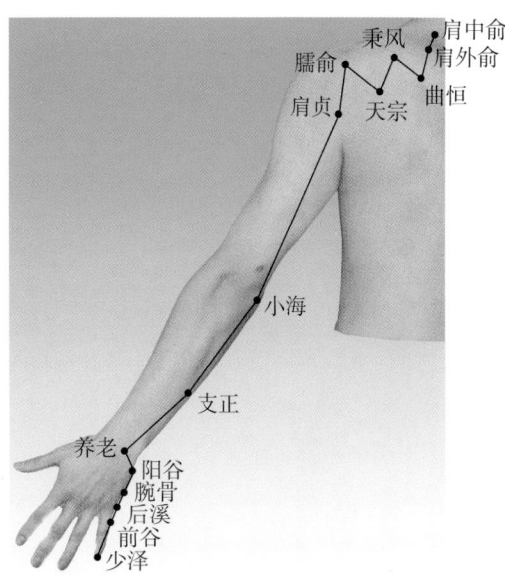

彩图 12 手太阳小肠经腧穴总图 1

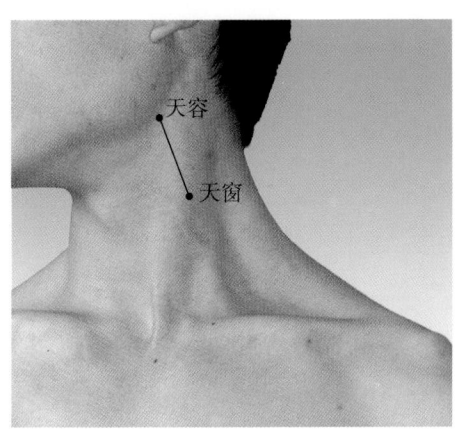

彩图 13 手太阳小肠经腧穴总图 2

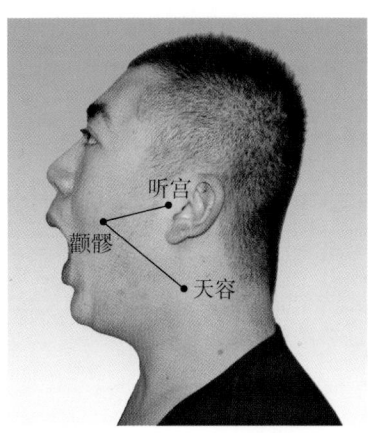

彩图 14 手太阳小肠经腧穴总图 3

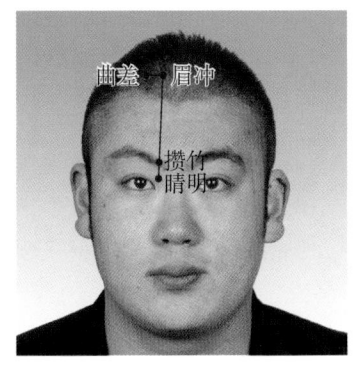

彩图 15 足太阳膀胱经腧穴总图 1

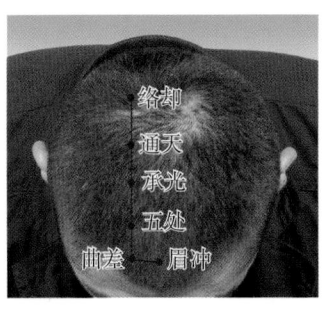

彩图 16 足太阳膀胱经腧穴总图 2

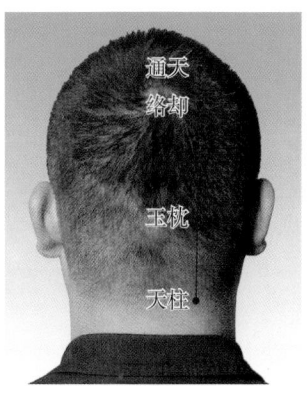

彩图 17 足太阳膀胱经腧穴总图 3

141

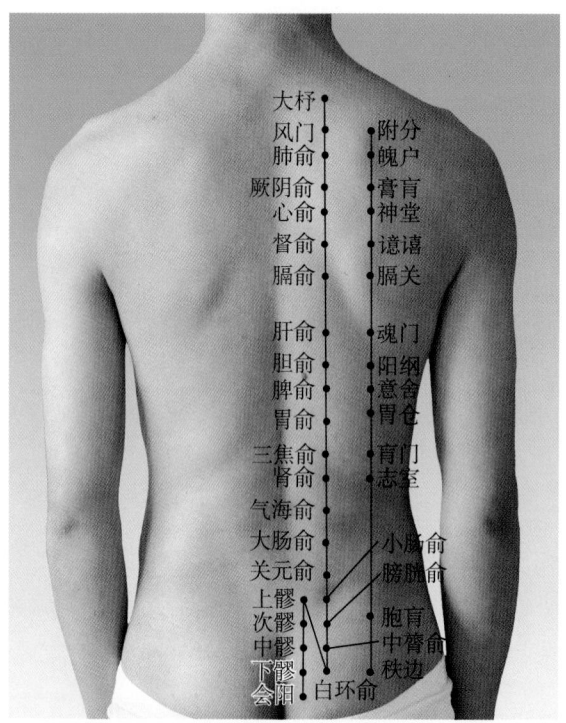

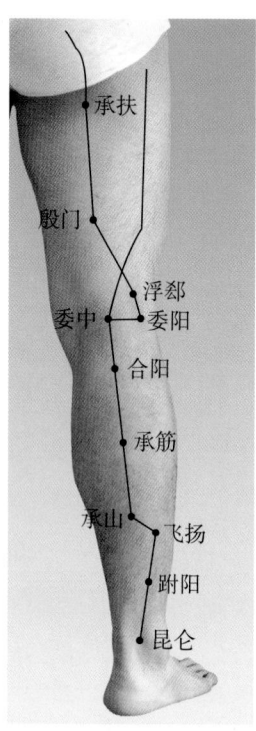

彩图 18　足太阳膀胱经腧穴总图 4

彩图 19　足太阳膀胱经
腧穴总图 5

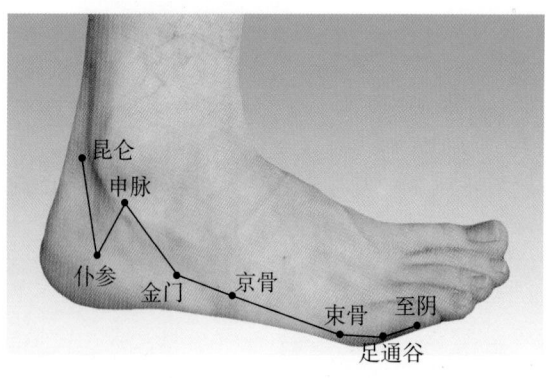

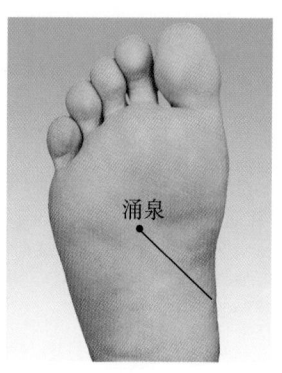

彩图 20　足太阳膀胱经腧穴总图 6

彩图 21　足少阴肾经腧穴
总图 1

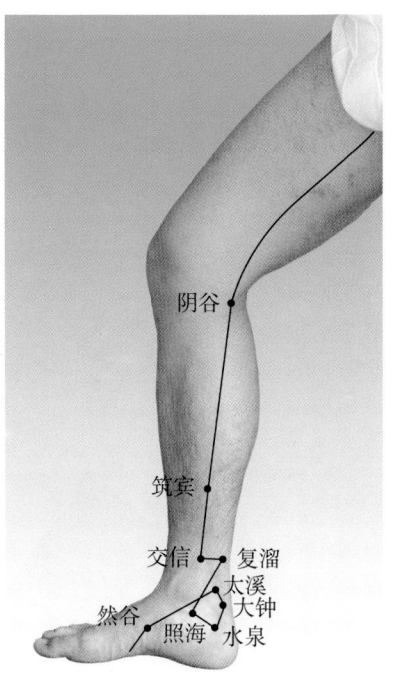

彩图 22　足少阴肾经腧穴总图 2

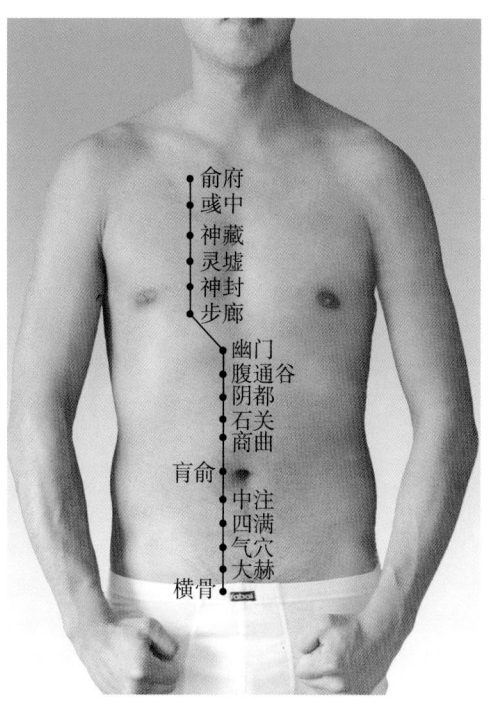

彩图 23　足少阴肾经腧穴总图 3

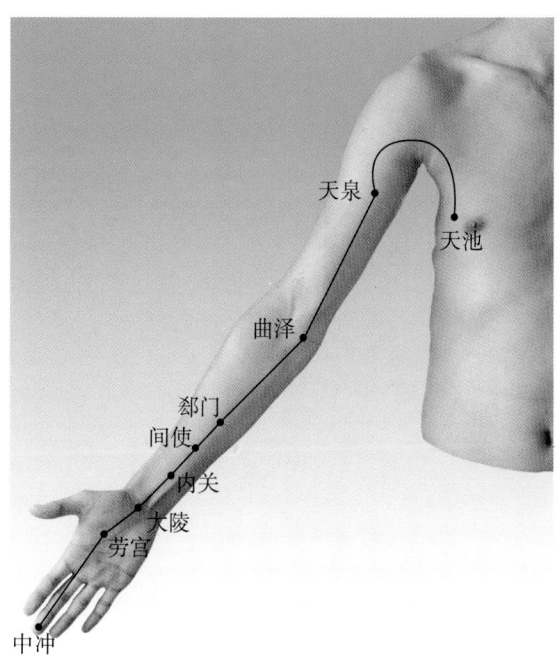

彩图 24　手厥阴心包经腧穴总图

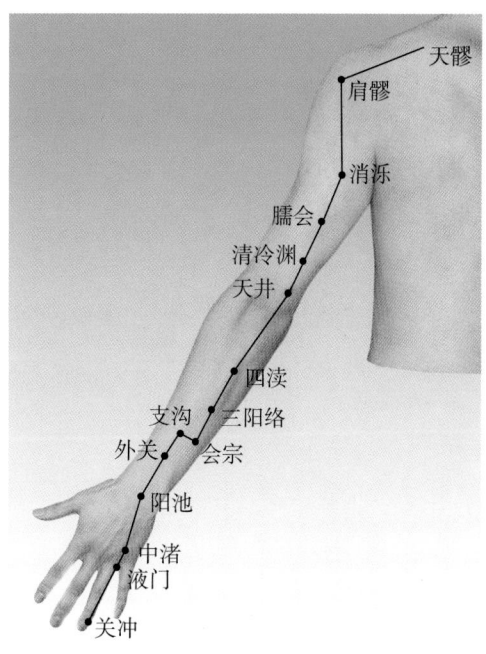

彩图 25　手少阳三焦经腧穴总图 1

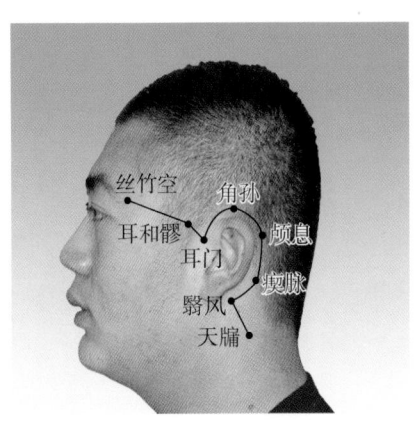

彩图 26　手少阳三焦经腧穴总图 2

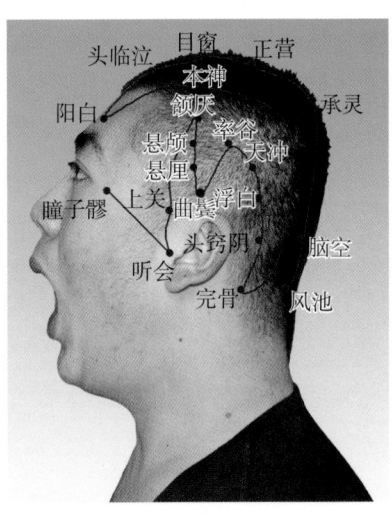

彩图 27　足少阳胆经腧穴总图 1

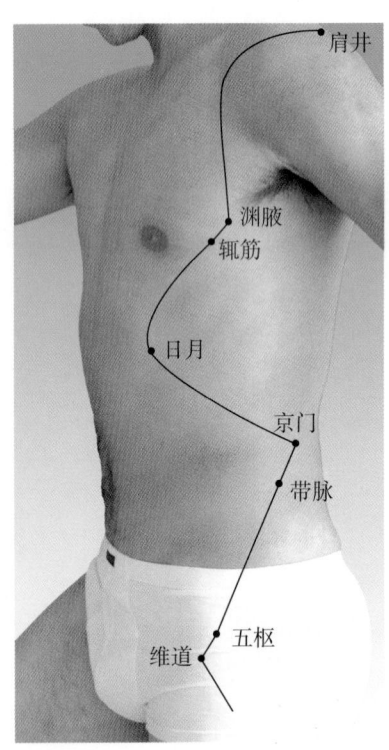

彩图 28　足少阳胆经腧穴总图 2

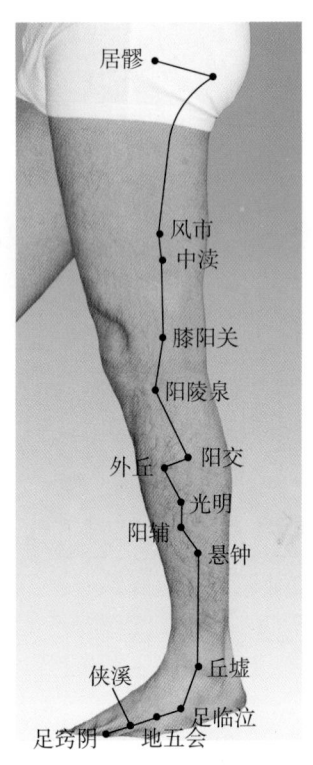

彩图 29　足少阳胆经腧穴总图 3

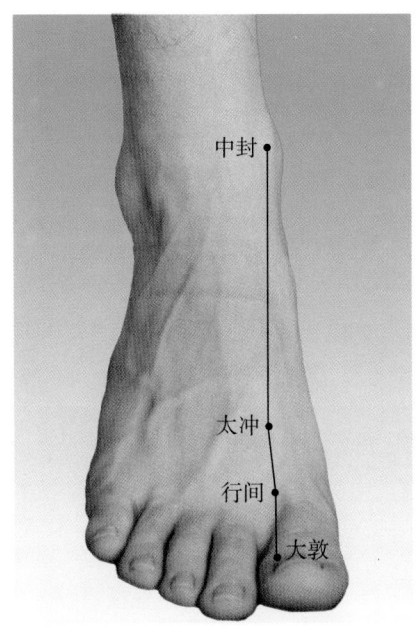

彩图 30　足厥阴肝经腧穴总图 1

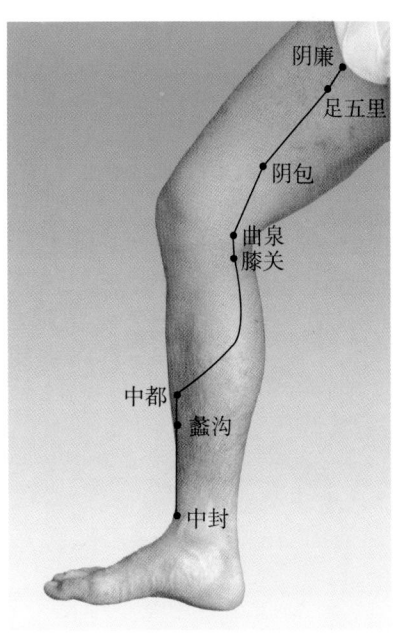

彩图 31　足厥阴肝经腧穴总图 2

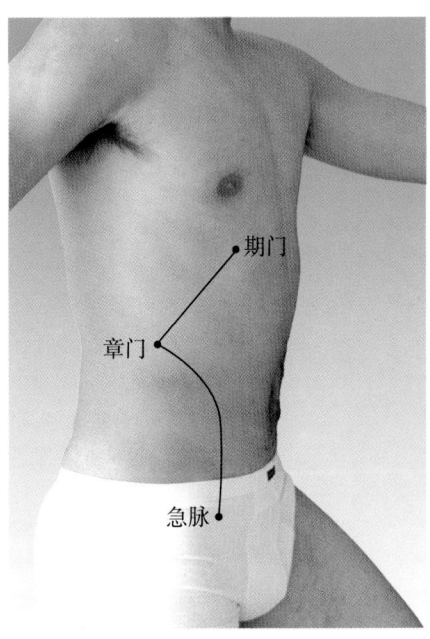

彩图 32　足厥阴肝经腧穴总图 3

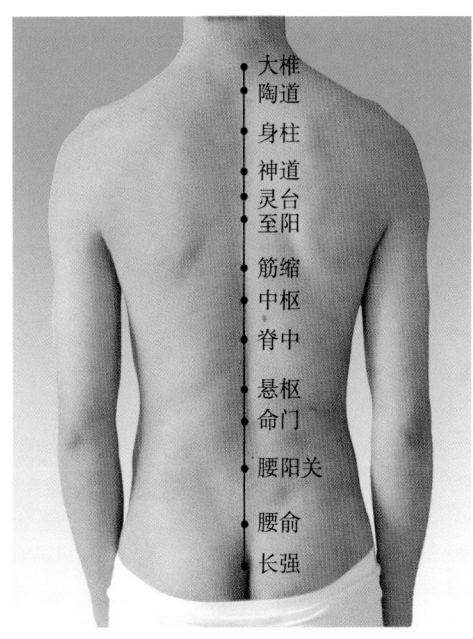

彩图 33　督脉腧穴总图 1

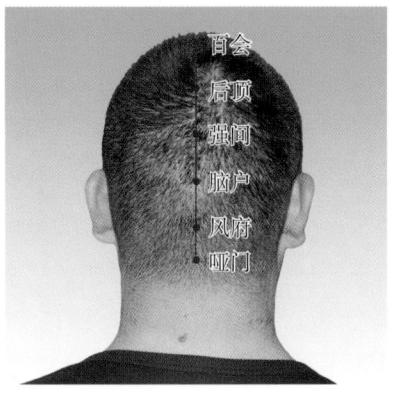

彩图 34 督脉腧穴总图 2

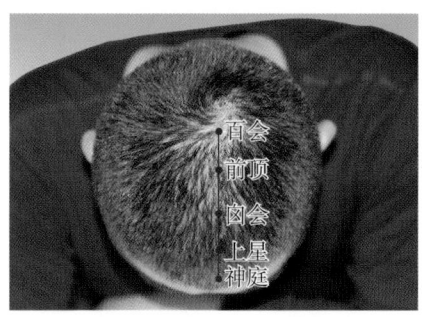

彩图 35 督脉腧穴总图 3

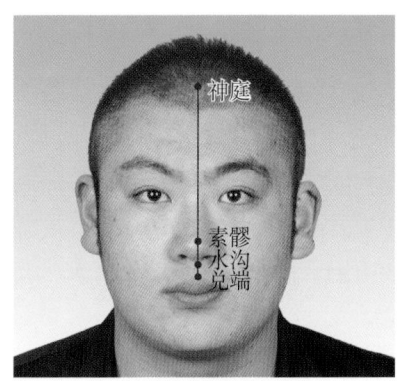

彩图 36 督脉腧穴总图 4

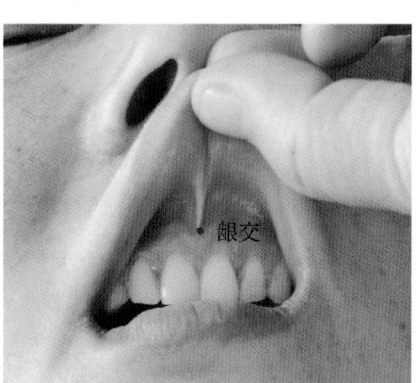

彩图 37 督脉腧穴总图 5

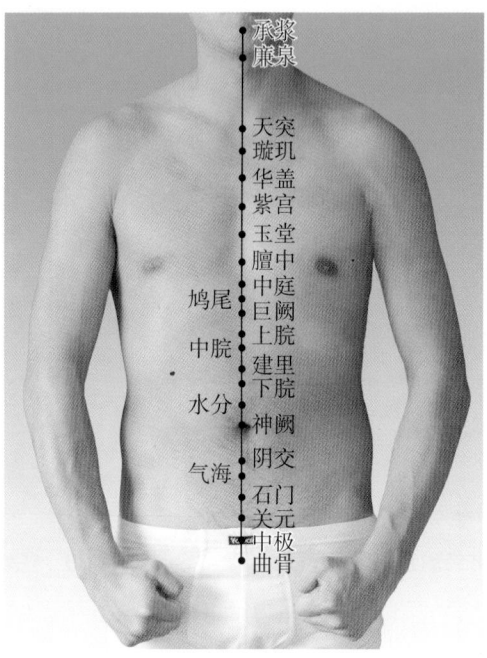

彩图 38 任脉腧穴总图

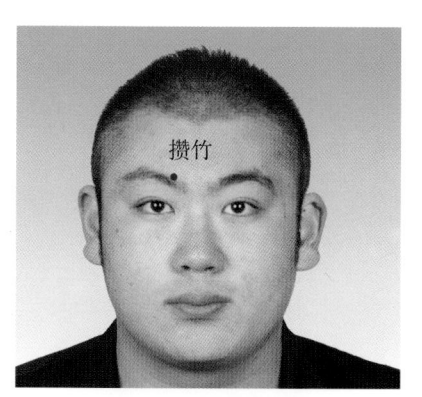

彩图 1　攒竹表面解剖

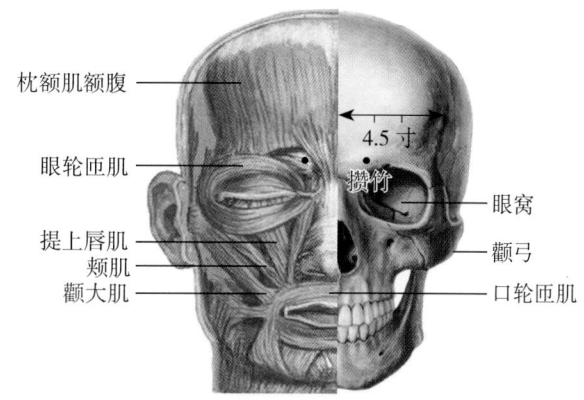

枕额肌额腹
眼轮匝肌
提上唇肌
颊肌
颧大肌
4.5 寸
攒竹
眼窝
颧弓
口轮匝肌

彩图 2　攒竹应用解剖

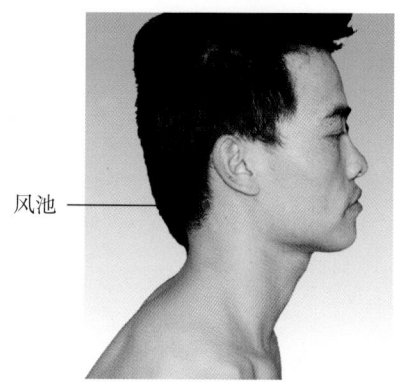

风池

彩图 3　风池表面解剖

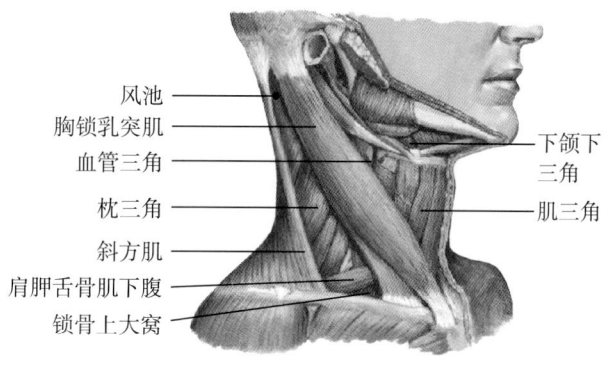

风池
胸锁乳突肌
血管三角
枕三角
斜方肌
肩胛舌骨肌下腹
锁骨上大窝
下颌下
三角
肌三角

彩图 4　风池应用解剖

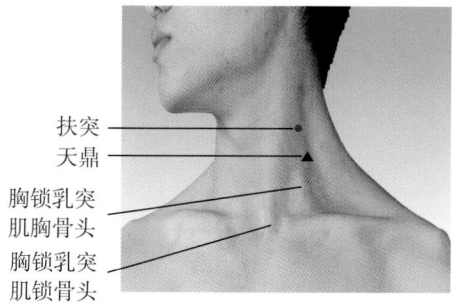

扶突
天鼎
胸锁乳突
肌胸骨头
胸锁乳突
肌锁骨头

彩图 5　扶突表面解剖

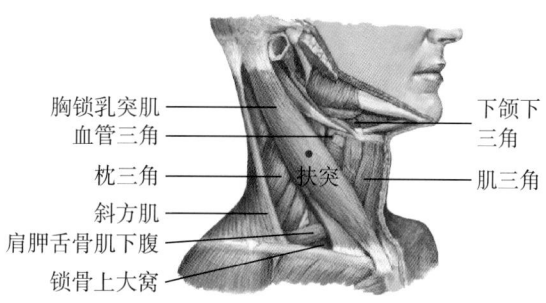

胸锁乳突肌
血管三角
枕三角
斜方肌
肩胛舌骨肌下腹
锁骨上大窝
扶突
下颌下
三角
肌三角

彩图 6　扶突应用解剖

147

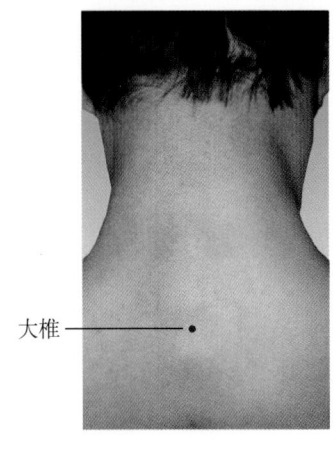

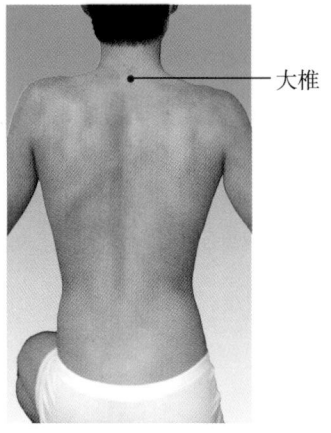

彩图 7　低头取大椎　　　　　彩图 8　抬头取大椎

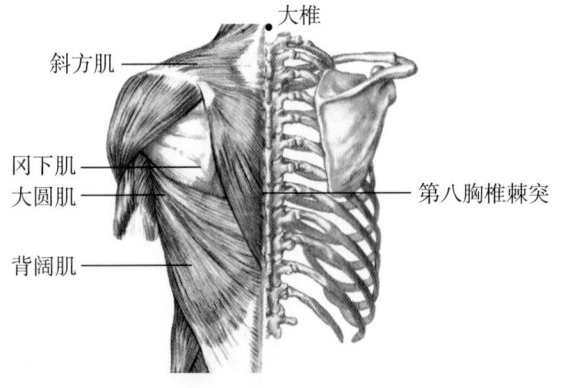

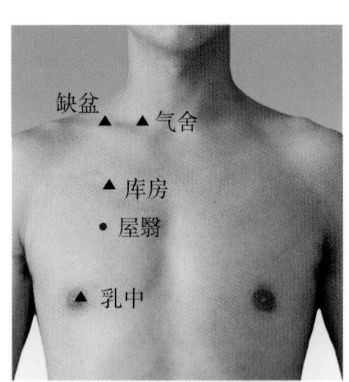

彩图 9　大椎应用解剖　　　　彩图 10　屋翳表面解剖

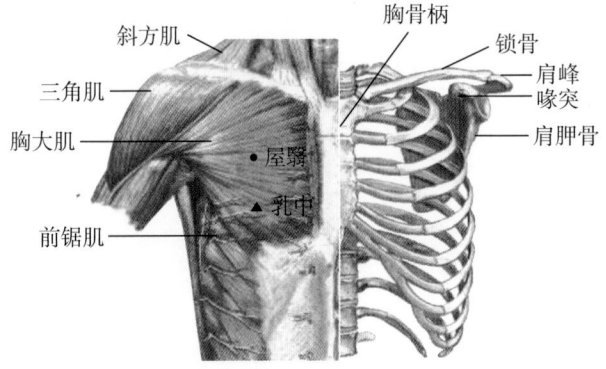

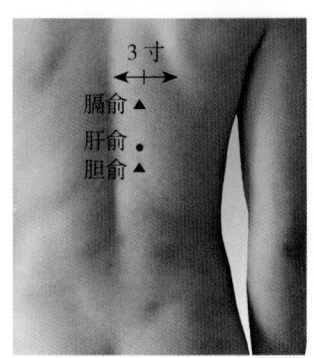

彩图 11　屋翳应用解剖　　　　彩图 12　肝俞表面解剖

148

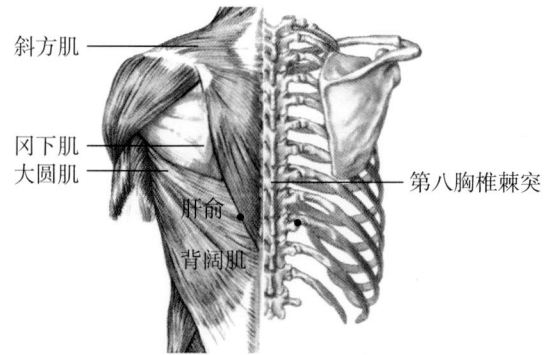

彩图 13　肝俞应用解剖

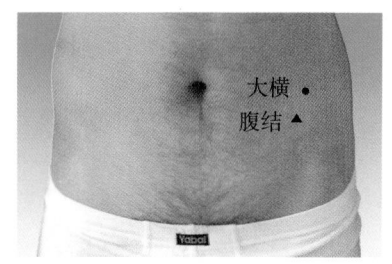

彩图 14　大横表面解剖

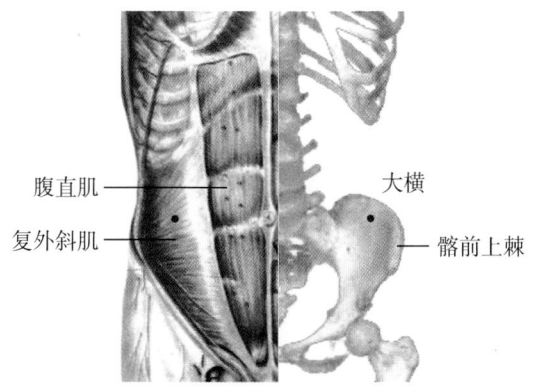

彩图 15　大横应用解剖

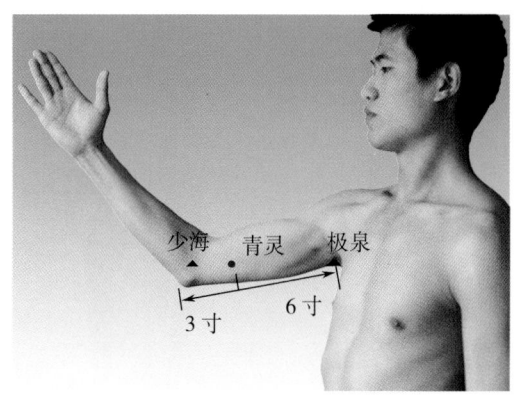

彩图 16　青灵表面解剖

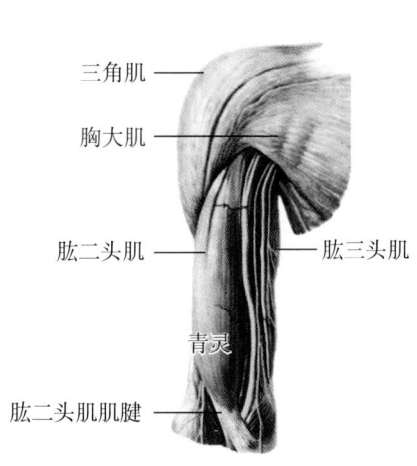

彩图 17　青灵应用解剖

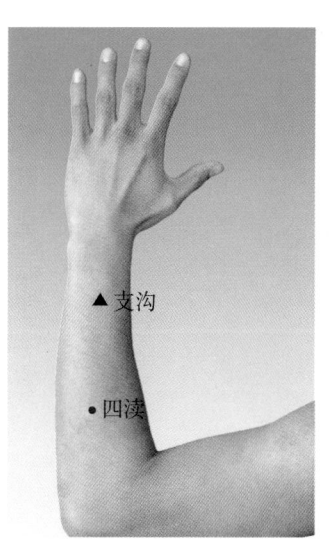

彩图 18　四渎表面解剖

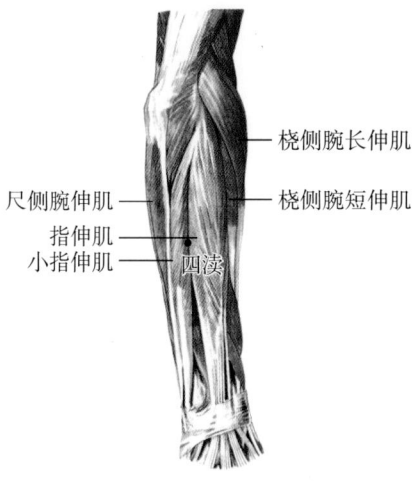

彩图 19　四渎应用解剖

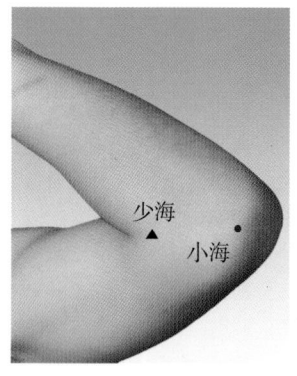

彩图 20　小海表面解剖

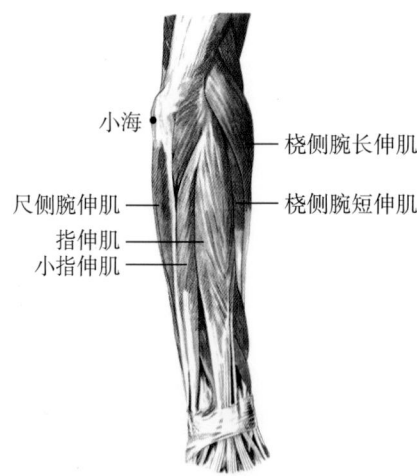

彩图 21　小海应用解剖

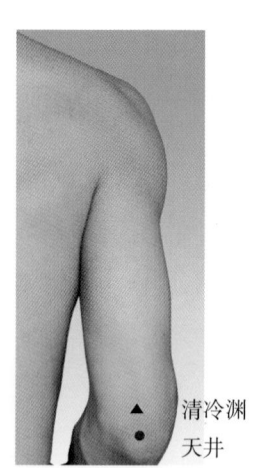

彩图 22　天井表面解剖

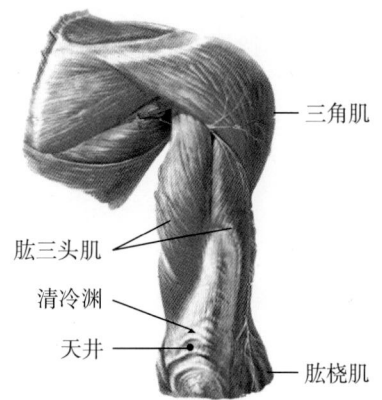

彩图 23　天井应用解剖

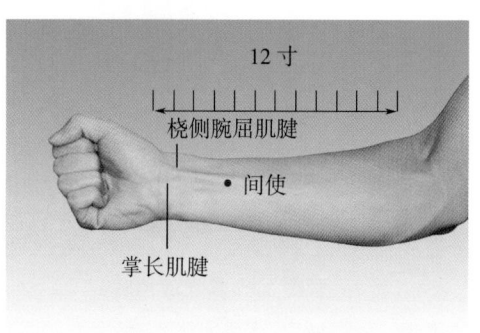

彩图 24　间使表面解剖

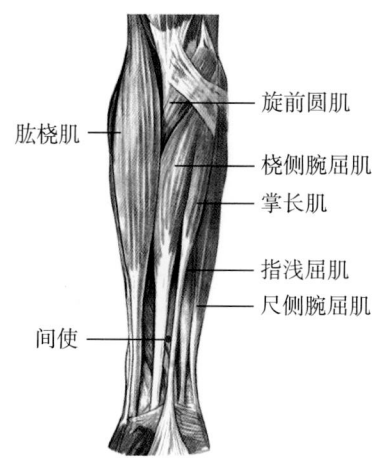

肱桡肌

旋前圆肌

桡侧腕屈肌

掌长肌

指浅屈肌

尺侧腕屈肌

间使

彩图 25　间使应用解剖

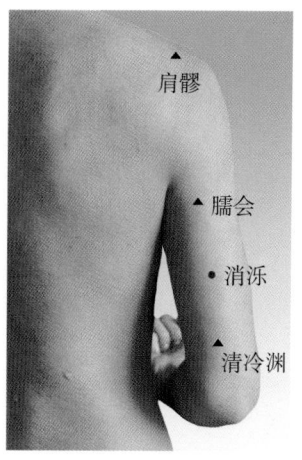

肩髎

臑会

消泺

清冷渊

彩图 26　消泺表面解剖

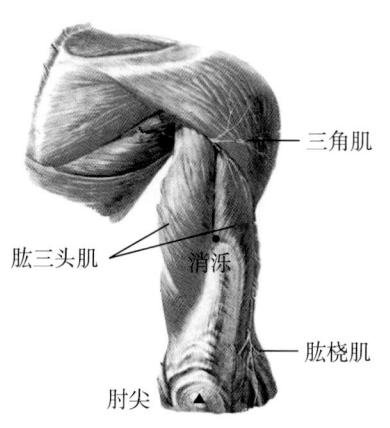

三角肌

肱三头肌

消泺

肱桡肌

肘尖

彩图 27　消泺应用解剖

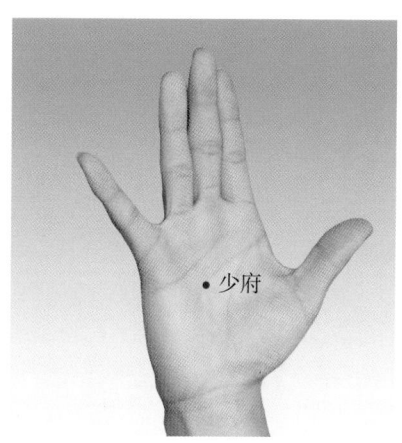

少府

彩图 28　少府表面解剖

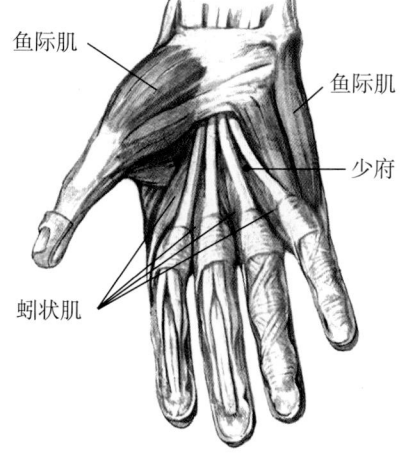

鱼际肌

鱼际肌

少府

蚓状肌

彩图 29　少府应用解剖

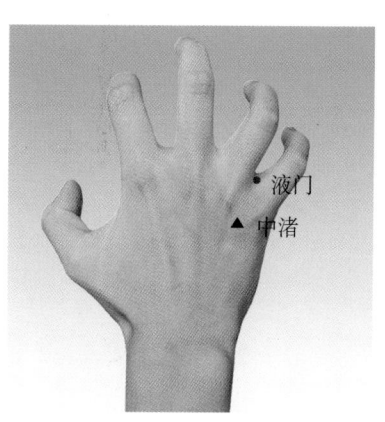

液门

中渚

彩图 30　液门表面解剖

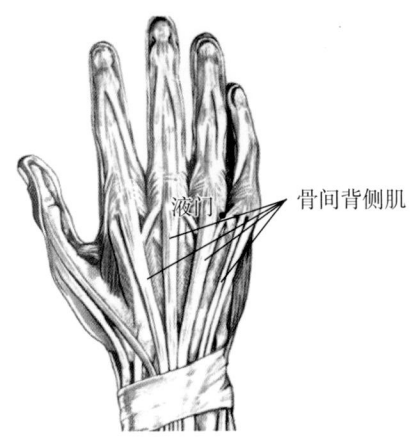

彩图 31　液门应用解剖

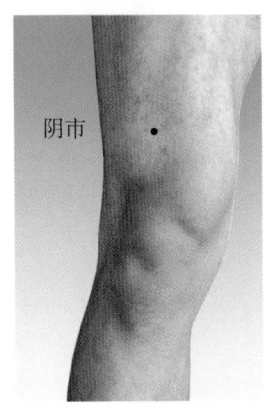

彩图 32　阴市表面解剖

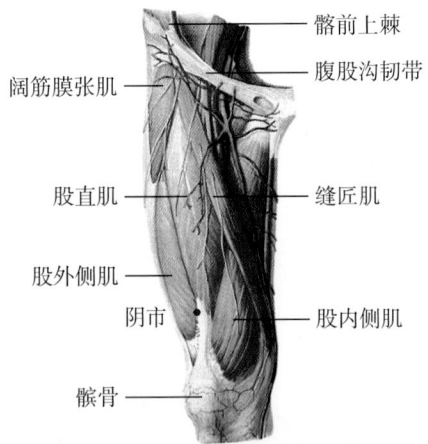

彩图 33　阴市应用解剖

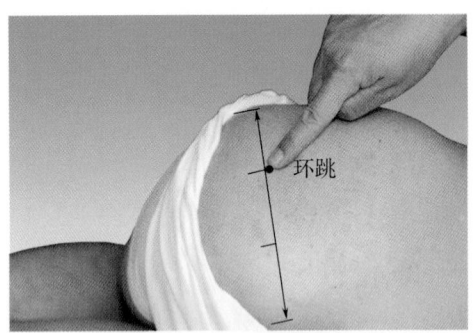

彩图 34　环跳表面解剖

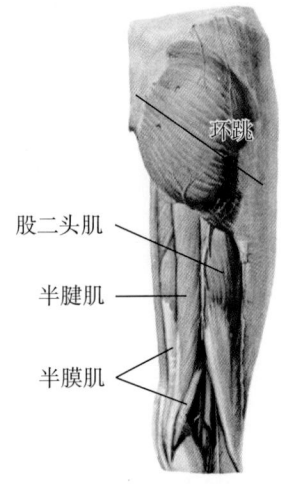

彩图 35　环跳应用解剖

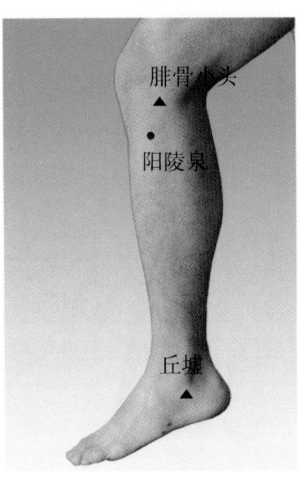

彩图 36　阳陵泉表面解剖

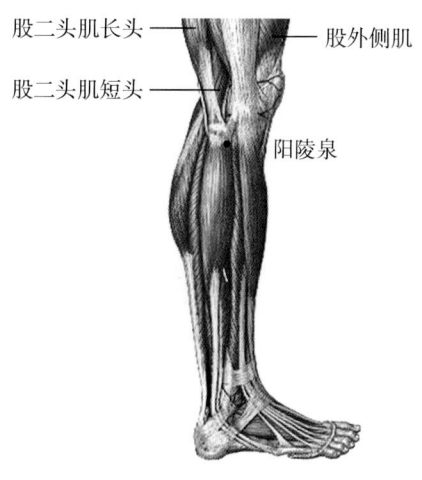

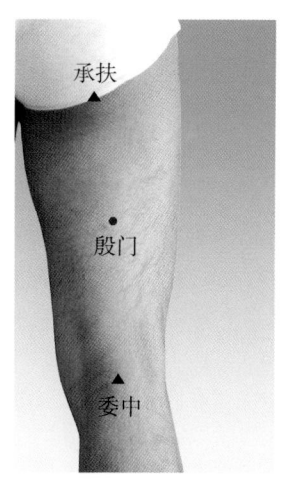

彩图 37　阳陵泉应用解剖　　　　彩图 38　殷门表面解剖

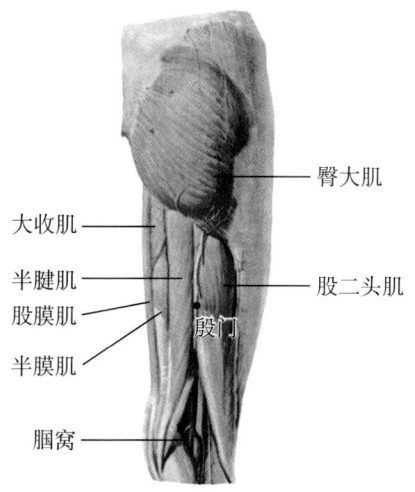

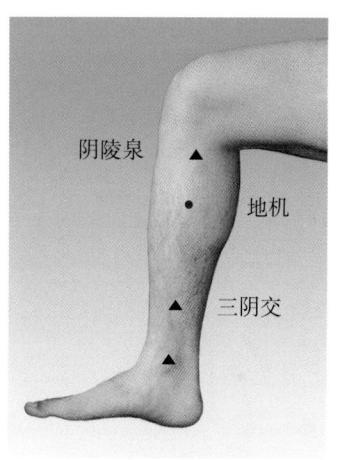

彩图 39　殷门应用解剖　　　　彩图 40　地机表面解剖

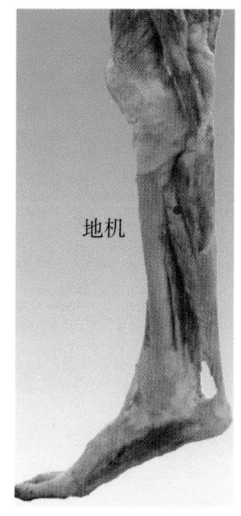

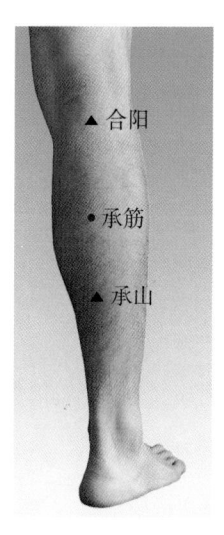

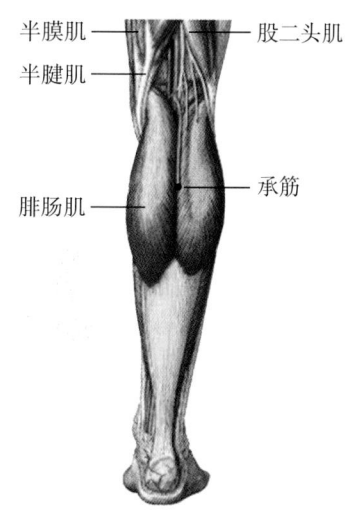

彩图 41　地机应用解剖　　彩图 42　承筋表面解剖　　彩图 43　承筋应用解剖

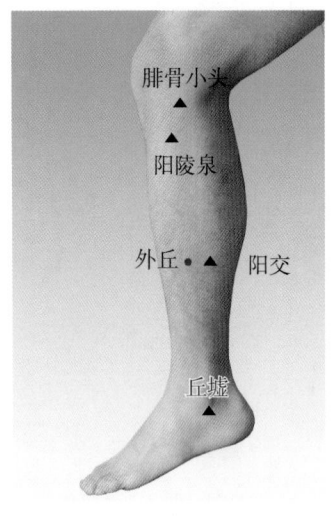

彩图 44　外丘表面解剖

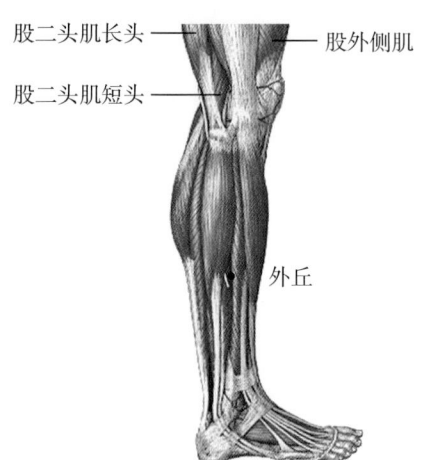

彩图 45　外丘应用解剖

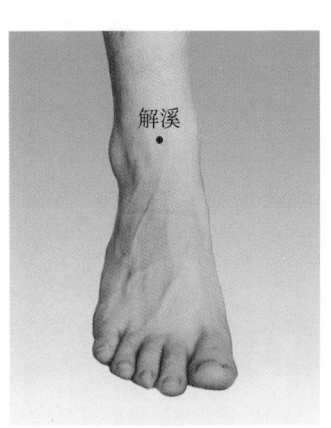

彩图 46　解溪表面解剖

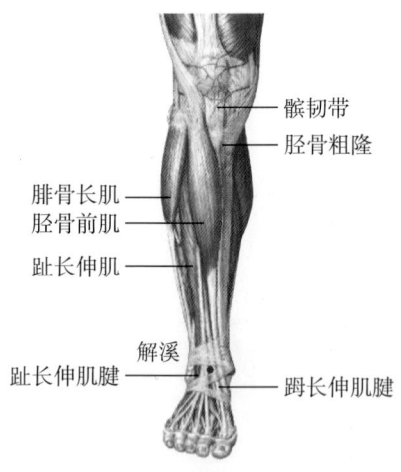

彩图 47　解溪应用解剖

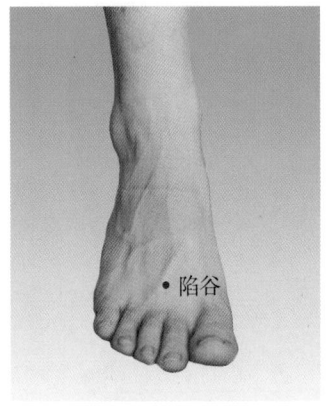

彩图 48　陷谷表面解剖

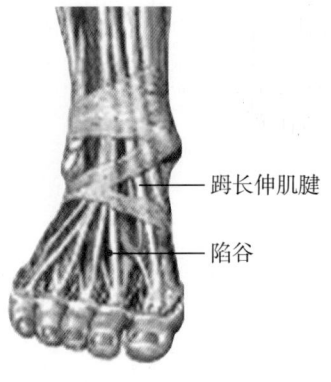

彩图 49　陷谷应用解剖

154

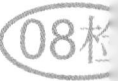